LUMBALER BANDSCHEIBENVORFALL

KONSERVATIVE UND OPERATIVE BEHANDLUNG

VON

K.-A. JOCHHEIM
DR. MED., PRIVAT-DOZENT
UNIVERSITÄTS-NERVENKLINIK
KÖLN

F. LOEW
DR. MED., PRIV.-DOZ., LEITER NEUROCHIR. ABT.
DER CHIRURG.-NEUROCHIRURG. UNIV. KLINIK
HOMBURG-SAAR

A. RÜTT
DR. MED., PRIVAT-DOZENT
ORTHOPÄDISCHE UNIVERSITÄTSKLINIK
KÖLN

MIT 13 ABBILDUNGEN

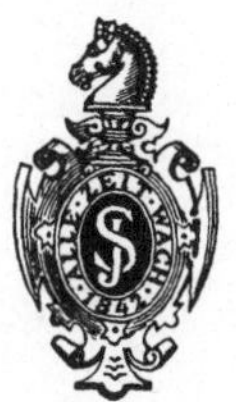

SPRINGER-VERLAG
BERLIN · GÖTTINGEN · HEIDELBERG
1961

Aus der Universitätsnervenklinik Köln
— Direktor Professor Dr. W. Scheid —
der Neurochirurgischen Universitätsklinik Köln
— Direktor Professor Dr. W. Tönnis —
und der Orthopädischen Universitätsklinik Köln
— Direktor Professor Dr. M. Hackenbroch —

ISBN-13: 978-3-540-02704-1 e-ISBN-13: 978-3-642-92815-4
DOI: 10.1007/978-3-642-92815-4

Softcover reprint of the hardcover 1st edition 1961

Vorwort

Erörterungen um die angemessene Therapie des lumbalen Bandscheibenvorfalls führen nicht selten zu der Frage, ob derartige Fälle grundsätzlich konservativ oder operativ behandelt werden sollen. Dies bedeutet aber zugleich eine unzulässige Vereinfachung, weil nicht berücksichtigt wird, daß es „den lumbalen Bandscheibenvorfall" als einheitliches Krankheitsbild nicht gibt. Ferner sind unter den Begriffen konservative und operative Therapie jeweils weitgehend verschiedenartige Maßnahmen zusammengefaßt. Der lumbale Bandscheibenvorfall kann vom flüchtigen Lumbago bis hin zum vollständigen Caudasyndrom mannigfaltige klinische Bilder prägen. Daher läßt sich die Wirksamkeit verschiedener Therapieformen nur an Fällen ähnlicher Symptomatik überprüfen. Hierbei müssen die verschiedenartigen konservativen und operativen Behandlungsmethoden einzeln gewürdigt werden, umschließt doch der Sammelbegriff der konservativen Therapie nicht nur den medikamentösen Heilschatz, sondern auch die miteinander nur schwer vergleichbaren Formen der Ruhigstellung und Entlastung der Wirbelsäule durch Lagerung, Extension und redressierende Maßnahmen. Auf der Seite der operativen Verfahren finden sich neben den Methoden der Wurzelentlastung auch die Versteifungsoperationen.

Das Ziel, den für jeden Einzelfall optimalen therapeutischen Weg zu finden, schien nur erreichbar, wenn die Möglichkeiten und Grenzen der einzelnen Therapieformen an einem nach genau umrissenen Syndromen aufgeteilten großen Beobachtungsgut überprüft werden konnten. Daher entschlossen wir uns, das Krankengut unserer Kliniken nach einheitlichen Gesichtspunkten von einer Gruppe erfahrener Mitarbeiter verschiedener Fachrichtung nachuntersuchen zu lassen. Das hier vorgelegte Ergebnis ist weit mehr als ein Erfahrungsbericht über die Resultate orthopädischer, neurochirurgischer oder neurologischer Heilmaßnahmen. Vielmehr ist mit einer Angleichung der Betrachtungsweisen eine einheitliche Linie der Diagnostik und vor allem auch der Indikation für die verschiedenen Therapieformen entstanden.

Die aus unserem Arbeitskreis entwickelte Studie soll dem Arzt am Krankenbett gut überschaubare Anhaltspunkte für das praktische Vorgehen vermitteln. Der wissenschaftlich Interessierte findet eine Zusammenstellung und kritische Sichtung des umfangreichen Schrifttums. Darüber hinaus enthält die Darstellung Beiträge zu ätiologischen und sozialmedizinischen Fragen, wie sie zumal auch den Gutachter beschäftigen müssen.

Köln, 1961 M. HACKENBROCH W. SCHEID W. TÖNNIS

Inhaltsverzeichnis

I. Einleitung

Obwohl in den letzten Jahrzehnten ein umfangreiches Schrifttum über Entstehungsbedingungen, Klinik und Behandlung von Lumbago und Ischias veröffentlicht wurde, sind sowohl in der ätiologischen Deutung als auch in der Empfehlung der Behandlungsverfahren noch erhebliche Unterschiede erkennbar. Diese beruhen nicht zuletzt auf einer gewissen Einseitigkeit der Betrachtungsweise, die sich notwendigerweise daraus ergibt, daß viele Autoren nur über ein ausgelesenes Beobachtungsmaterial verfügten; ist es doch eine bekannte Erfahrung, daß beispielsweise den orthopädischen, den neurologischen und internen sowie den neurochirurgischen Kliniken ein verschieden zusammengesetztes Krankengut zugewiesen wird. Dabei ist es durchaus nicht selten, daß derselbe Patient während verschiedener Stadien seiner Krankheit oder aus speziellen Therapiewünschen mehrere Fachdisziplinen in Anspruch nimmt, ohne daß der Vor- bzw. Nachbehandelnde von diesem Wechsel immer unterrichtet wird. In der Absicht, die sonst unvermeidbar einseitige Betrachtungsweise zu überwinden, zu einem möglichst umfassenden Bild von der Leistungsfähigkeit der einzelnen Methoden zu kommen und damit die Grundlagen für eine Abgrenzung der Indikationen zu erarbeiten, entschlossen wir uns, die Patienten der Orthopädischen, Neurochirurgischen und Nervenklinik der Universität Köln gemeinsam nachzuuntersuchen. In der Gruppe der Nachuntersucher war dabei, um einer subjektiven Wertung der Befunde so weit als möglich zu entgehen, je ein Neurologe, ein Neurochirurg und ein Orthopäde vertreten.

Die gemeinschaftliche Auswertung der Katamnesen hat im Bereich unserer 3 Kliniken fast von allein eine einheitliche Linie der Behandlungsführung wachsen lassen, mit klar überschaubaren Indikationen für die verschiedenen Möglichkeiten innerhalb der konservativen und operativen Therapie. Es ist damit zugleich eine einheitliche Sicht des Ischiasproblems entstanden, die eine Unterscheidung zwischen „chirurgischer" und „internistischer" Ischias — wie R. Wartenberg (1959) es kürzlich formuliert hatte — nicht mehr zuläßt.

Die hier vorliegende Darstellung will die Ergebnisse der skizzierten Gemeinschaftsarbeit vermitteln. Dazu war es erforderlich, unter Auswertung des Schrifttums die pathophysiologischen Grundlagen kurz zu umreißen, die bei den lumbalen Bandscheibenschäden vorkommenden klinischen Syndrome zu beschreiben und im Rahmen der Differentialdiagnose die wichtigsten Irrtumsmöglichkeiten aufzuzeigen. Ferner wurden Wirkungsweise und Ergebnisse sowohl des herkömmlichen Heilschatzes wie auch der neueren orthopädischen und neurochirurgischen Therapieformen analysiert. Auf diese Weise gelang es, einen gestuften Heilplan aufzubauen, der sich am klinischen Bild orientiert und auch die beruflichen und sozialrechtlichen Auswirkungen berücksichtigt. Die Nachuntersuchungen, auf die sich unsere Folgerungen stützen, umfassen 949 Patienten. Sie wurden im Jahre 1956 abgeschlossen. Seitdem sind bis zur Fertigstellung des Manuskriptes im Frühjahr 1960 weitere 897 Fälle in den 3 Kliniken behandelt worden, so daß ausreichend Gelegenheit war, die Zweckmäßigkeit der erarbeiteten Behandlungsrichtlinien zu überprüfen.

Möge die Arbeit dazu beitragen, therapeutische Umwege zu vermeiden, die Behandlungszeiten zu verkürzen und die Ergebnisse zu verbessern.

II. Pathologisch-anatomische und pathophysiologische Grundlagen

Die zahlreichen großen Übersichten der letzten Jahre, die als Monographien (G. Norlén 1944, F. Reischauer 1949, F. K. Bradford 1950, R. G. Spurling 1950, K. Lindemann u. H. Kuhlendahl 1953, L. Zukschwerdt u. Mitarb. 1955, H. Junghanns 1958, F. Jaeger 1951 u. 1959, P. R. M. J. Hanraets 1959), Übersichtsreferate (H. H. Matthiash 1956) und Handbuchabschnitte (E. Güntz 1958, K. F. Schlegel 1958) erschienen sind, haben wesentlich dazu beigetragen, die Bedeutung des mechanischen Faktors in der Genese des Lumbago-Ischias-Syndroms herauszustellen. Sie vermitteln ein so ausgezeichnetes Bild unserer gegenwärtigen Kenntnisse von den anatomischen Verhältnissen und pathophysiologischen Vorgängen, daß eine wesentliche Ergänzung in dieser Hinsicht zur Zeit nicht möglich scheint.

Wir beschränken uns deshalb auf einen kurzen Überblick, der nur die Aufgabe hat, diejenigen Daten in Erinnerung zurückzurufen, die zum Verständnis der klinischen Bilder und der Behandlung unerläßlich sind.

Je 2 Wirbelkörper sind durch ein sogenanntes Bewegungssegment (H. Junghanns) miteinander verbunden. Diese Verbindungen sind nur zwischen Hinterhaupt und Atlas und zwischen Atlas und Epistropheus als echte Gelenke ausgebildet. Überall sonst setzt sich ein solches Bewegungssegment aus der Zwischenwirbelscheibe, den weiter dorsal gelegenen Wirbelgelenken, dem zugehörigen Muskel- und Bandapparat sowie den Raumanteilen des Wirbelkanals, den Zwischenwirbellöchern und den zwischen Dorn- und Querfortsätzen liegenden Räumen zusammen (Abb. 1).

Die enge funktionelle Zusammengehörigkeit eines solchen Bewegungssegmentes hat zur Folge, daß Erkrankungen der Hauptkomponenten, also der Zwischenwirbelscheibe oder der Wirbelbogengelenke, notwendigerweise

Störungen auch der anderen Komponenten nach sich ziehen müssen. Die klinische Symptomatik wird nur dann durchsichtig, wenn man sich dieser Zusammenhänge bewußt bleibt; und mancher therapeutische Versager findet seine Erklärung darin, daß die Behandlung einseitig nur auf einen der am Krankheitsgeschehen beteiligten Faktoren ausgerichtet war.

Die Zwischenwirbelscheibe setzt sich zusammen aus dem als Nucleus pulposus bezeichneten Gallertkern und dem diesen umgebenden Faserring, dem Anulus fibrosus. Der Nucleus pulposus besteht in der Jugend aus hochpolymerisierten Glykoproteiden, die sehr hydrophil sind. Daraus folgt ein hoher Quellungsdruck der kindlichen Bandscheiben und auch die Tatsache, daß der Gallertkern zunächst praktisch nicht komprimierbar ist. Während in der frühen Kindheit in diese Interzellularsubstanzen nur wenig Retikulinfasern eingelagert sind, vermindern sich im Laufe der Entwicklung die Mucopolysaccharide und die Retikulinfasern wandeln sich zu Kollagenfaserbündeln um, die zunehmend größeren Anteil am Zwischenwirbelscheibengewebe gewinnen. Damit nimmt der Wassergehalt der Bandscheibe ab, wodurch Quellungsdruck und Elastizität geringer werden, die Konsistenz zunimmt und sich auch die Stoffwechselvorgänge infolge Behinderung der Diffusion verlangsamen. Im Zusammenhang damit treten etwa vom 15. Lebensjahr an herdförmige regressive Veränderungen im Anulus fibrosus auf. Diese Entwicklung entspricht zunächst nicht einem krankhaften Prozeß, sondern normalem *altersabhängigem Gewebeumbau* und sollte deshalb auch nicht als Degeneration bezeichnet werden. Sie verändert allerdings die Bandscheibe sowohl stoffwechselphysiologisch wie auch mechanisch auf ungünstige Weise und schafft damit die Voraussetzung für pathologische Vorgänge, die zu den hier interessierenden klinischen Bildern führen.

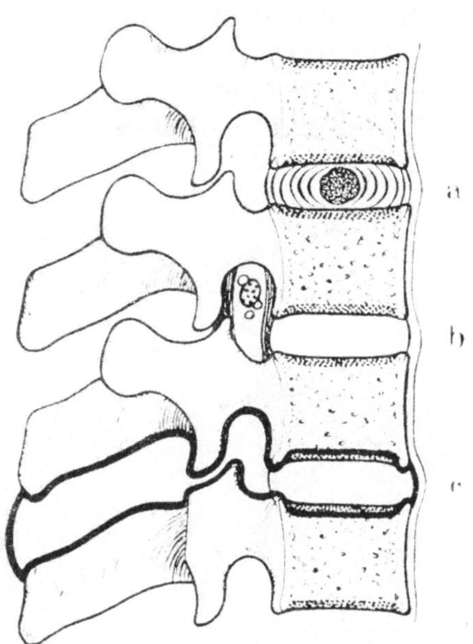

Abb. 1. Schematische Darstellung der Komponenten eines Wirbelsäulenbewegungssegmentes (nach H. JUNGHANNS). *a* Zwischenwirbelscheibe mit Nucleus pulposus und Anulus fibrosus. *b* Zwischenwirbelloch mit Nervenwurzel, begleitenden Gefäßen, hinterem Längsband der Wirbelsäule und Wirbelbogengelenk. *c* Alle vertebralen Anteile eines Bewegungssegmentes sind schwarz umrandet hervorgehoben

Die Vorlagen der in dieser Arbeit wiedergegebenen Abbildungen hat Frl. I. v. MARCHTALER, Hamburg, gezeichnet.

Die Bewegungssegmente ermöglichen Bewegungsvorgänge in der Frontalebene, der Sagittalebene und um die Längsachse der Wirbelsäule, wobei diese 3 Grundrichtungen beliebig kombiniert werden können. Dem Nucleus pulposus fällt überwiegend die Aufgabe zu, den Druck gleichmäßig auf den ganzen Wirbelkörperquerschnitt zu übertragen. Dank seiner hydrodynamischen Eigenschaften vermag er dies auch dann, wenn sich der Abstand zwischen den Wirbelkörpern bei Bewegungen ungleichmäßig verändert. Auch der Bandapparat bleibt unabhängig von druckbedingten Abstandsänderungen gleichmäßig gespannt (Abb. 2).

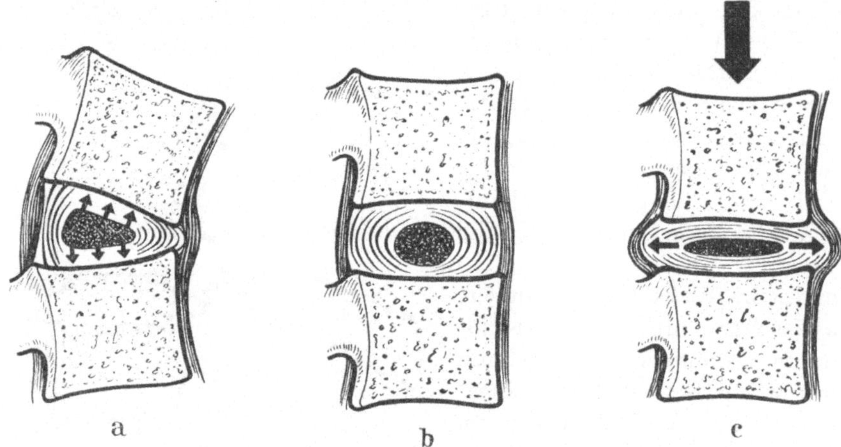

Abb. 2. Schematische Darstellung der Funktion des Nucleus pulposus. Infolge seines hohen Wassergehaltes ist er zwar verformbar, nicht aber komprimierbar. Dadurch hält er den Bandapparat sowohl bei Beuge- wie auch bei Druckbeanspruchung gespannt und überträgt die Druckbelastungen auf hydrodynamische Weise gleichmäßig auf den ganzen Wirbelkörperquerschnitt. *a* Verhalten bei Beugebeanspruchung. *b* In Ruhestellung. *c* Verhalten bei Druckbeanspruchung

Die physikalische Belastung der lumbalen Bewegungssegmente liegt außerordentlich hoch. Wie H. H. Matthiash (1956) mitteilt, beträgt beispielsweise die Belastung der 5. Lendenbandscheibe bei senkrechter Wirbelsäule und Heben eines Gewichtes mit nach vorn ausgestreckten Armen als Folge von Hebelwirkungen das 22fache des gehobenen Gewichtes. Rumpfneigungen bewirken eine zusätzliche Verlängerung des Hebelarmes und damit Vermehrung des Druckes. Unter besonderen Bedingungen können Drucke bis zu 1500 kg wirksam werden.

Die *Bandscheibenerkrankung* beginnt mit dem Auftreten von Rissen im Anulus fibrosus, die ihren Ausgang von den schon erwähnten herdförmigen regressiven Veränderungen nehmen. Die Risse sind teils radiär, teils zirkulär angeordnet (Abb. 3). Unter Druckbelastung können Teile des Gallertkernes in sie eindringen und sie dadurch vergrößern. Damit werden temporäre Verlagerungen von Teilen des Nucleus pulposus innerhalb des in seiner äußeren Begrenzung noch intakten Faserringes möglich. Man bezeichnet dieses Stadium als „*dérangement interne*“ und will damit zum Ausdruck bringen, daß die Störungen noch auf das Innere der Zwischenwirbelscheibe beschränkt sind. Als klinisches Bild kann diesen Veränderungen ein Lumbago-Syndrom entsprechen, wahrscheinlich ausgelöst durch die Fehlbelastung des Bandapparates.

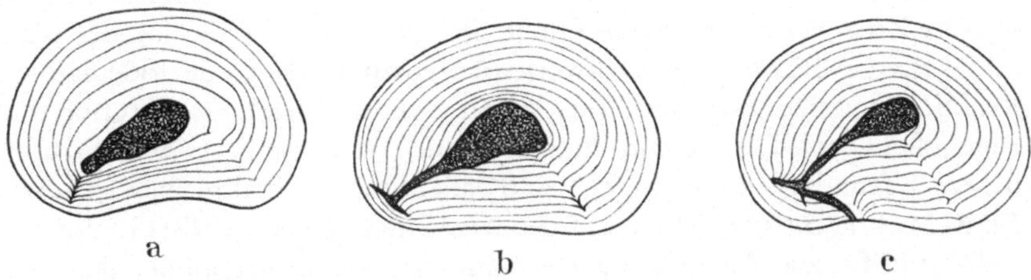

Abb. 3. Das Auftreten von Rissen im Anulus fibrosus (nach P. R. Erlacher). *a* Ausgehend von herdförmigen regressiven Veränderungen entstehen zunächst radiäre Risse. *b* und *c* Unter Druckbelastung können Teile des Gallertkernes in die Risse eindringen, sie vergrößern und auch in zirkulärer Richtung ausweiten

Als nächstes Stadium schließt sich bei weiterem Elastizitätsverlust des Gallertkernes die sogenannte *Bandscheibenlockerung* an. Hier ist das Gefüge im gesamten Bewegungssegment beeinträchtigt. Die Längsbänder werden nicht mehr genügend gestrafft, so daß abnorme Verschiebungen der Wirbelkörper gegeneinander möglich werden. Sie sind röntgenologisch als Dorsaldislokation bei Bewegungsaufnahmen erfaßbar und bewirken eine abnorme Beanspruchung der Wirbelbogengelenke, die im Laufe der Zeit zu bleibenden anatomischen Veränderungen führen. Wie im Zusammenhang mit den klinischen Syndromen näher erläutert wird, können diese Veränderungen chronische oder häufig rezidivierende akute Rückenbeschwerden verursachen, die dann mit einer schmerzhaften Fixierung im betroffenen Bewegungssegment einhergehen. Wie weit diese im einzelnen von Receptoren des Anulus fibrosus, des Bandapparates, der Kapseln oder Menisci der Wirbelbogengelenke ausgelöst wird, ist noch umstritten. Erfolgsorgan dieses reflektorischen Vorganges ist die Rückenmuskulatur, die besonders in der Höhe des betroffenen Segmentes schmerzhaft verspannt wird und damit ihrerseits Quelle sekundärer Reflexmechanismen werden kann.

Das 3. Stadium, das der *Bandscheibenprotrusion*, wird erreicht, wenn Pulposusgewebe bis unmittelbar unter die äußere Begrenzung des Anulus fibrosus oder durch diese hindurch bis unter das Längsband gelangt. Wie weiter unten für den Prolaps dargelegt, scheinen es allerdings in vielen Fällen — entgegen der üblichen Darstellungsweise im Schrifttum — nicht Bestandteile des Gallertkernes, sondern des Anulus fibrosus zu sein, die sich unter das Längsband vorschieben und die Bandscheibenprotrusion verursachen. Es entsteht eine Vorwölbung, die besonders dann klinische

Erscheinungen hervorruft, wenn dadurch der Duralsack mit seinem Inhalt oder die Wurzeln im Zwischenwirbelbereich bedrängt werden. Oft, aber nicht immer, ist ein Zurückgleiten des herausgetretenen Materials möglich. Damit erklären sich sowohl viele Spontanremissionen radikulärer Störungen wie auch manche, zunächst unbefriedigend erscheinende Operationsbefunde, wenn sich an Stelle der erwarteten Vorwölbung lediglich eine erweichte Zwischenwirbelscheibe findet. Die mechanische Irritation der Wurzeln kann zu histologisch nachweisbaren entzündlichen oder ödematösen Reaktionen in den Wurzeln führen, deren Ausmaß je nach Konstitution und augenblicklicher Disposition unterschiedlich sein kann. Diese entzündlichen Sekundärveränderungen sind allerdings verhältnismäßig selten (P. R. M. J. Hanraets 1959; K. Lindblom und B. Rexed 1948; G. Norlén 1944) und für die Ausprägung des klinischen Bildes gegenüber dem mechanischen Faktor meist von untergeordneter Bedeutung.

Das 4., als *Prolaps* bezeichnete Stadium unterscheidet sich von der Protrusion dadurch, daß nekrotisches Bandscheibengewebe auch das Längsband durchbrochen hat. Verliert der Prolaps den Gewebezusammenhang mit der Zwischenwirbelscheibe, ist er also sequestriert, so kann es zu Verlagerungen innerhalb des Wirbelkanals kommen, wodurch das Auffinden bei der Operation erschwert wird. Ein Prolaps ist nicht mehr reversibel.

Die operativen Erfahrungen haben gezeigt, daß derartige Prolapse niemals nur aus dem Nucleus pulposus bestehen. Meist handelt es sich um faseriges und weitgehend zermürbtes Knorpelgewebe ohne jeglichen gallertigen Charakter, das zweifellos dem Anulus fibrosus entstammt und in einem Stück herausgezogen werden kann. Die im Schrifttum überwiegend vertretene Ansicht, es handle sich beim Bandscheibenprolaps um einen Vorfall des Gallertkernes, ist mit den üblichen Operationsbefunden nur schwer in Einklang zu bringen und bedarf der Überprüfung.

Die Stadien 3 und 4 verursachen überwiegend mono- oder oligoradikuläre Reiz- und Ausfallserscheinungen, in Einzelfällen bei Totalausstoßung einer Bandscheibe (Massenprolaps) auch ausgeprägte Caudasyndrome. Die Gefügelockerung des 2. Stadiums kann trotz der Ausbildung von Protrusion oder Prolaps bestehen bleiben, so daß auch nach Beseitigung einer Wurzelkompression die Rückenbeschwerden zuweilen fortdauern.

Im *Endstadium der Bandscheibendegeneration* ist das ursprünglich elastische Pulposusgewebe durch faseriges Bindegewebe ersetzt. Oft finden sich Höhenverminderung des Zwischenwirbelspaltes, Spangenbildungen an den Wirbelkörperkanten und Arthrosen der Wirbelgelenke. Das Neuauftreten von Protrusionen und Prolapsen kommt in diesem Stadium kaum mehr vor. Auch verliert sich oft, wenngleich nicht immer, die abnorme Beweglichkeit des Segmentes, wie wir sie im Stadium 2 gekennzeichnet haben. Unter Einschränkung der physiologischen Bewegungsmöglichkeiten kann damit zwar ein relativ beschwerdefreier Zustand erreicht werden, doch sind am eigenen Krankengut noch 21% aller Patienten jenseits des 50. Lebensjahres und 3% jenseits des 60. Lebensjahres in klinische Behandlung gekommen. Örtliche Rückenbeschwerden wie auch radikuläre Symptome können, wie sich daraus ergibt, durchaus auch in mittlerem und höherem Lebensalter, also bei fortgeschrittener Bandscheibendegeneration, erstmalig oder erneut auftreten.

Einen schematischen Überblick über die verschiedenen Stadien der Bandscheibenerkrankung vermittelt Abb. 4. Es ist noch umstritten, ob und

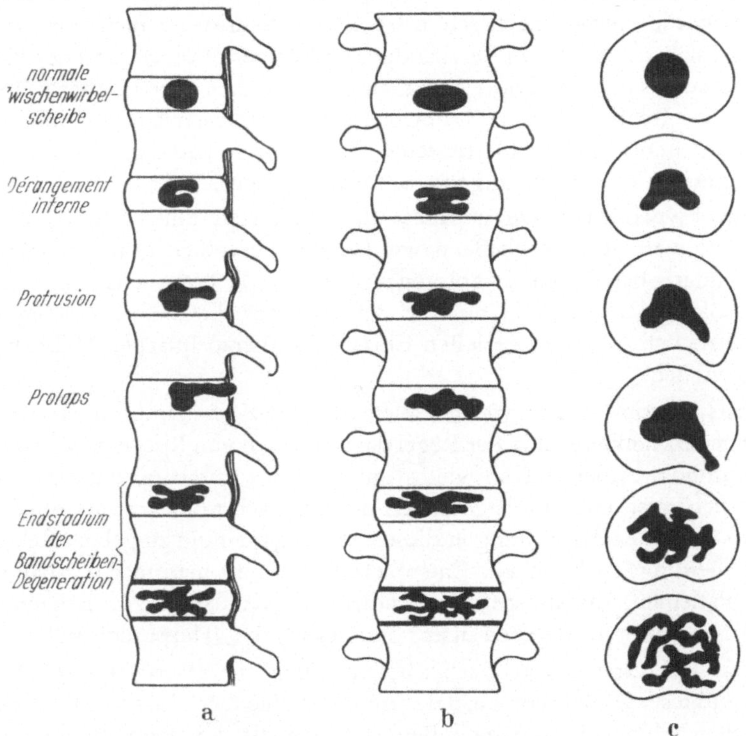

Abb. 4. Verschiedene Stadien der Bandscheibendegeneration. Schematische Darstellung an Hand nucleographischer Befunde (nach ERLACHER)

wie weit die Scheuermann'sche Erkrankung sowie konstitutionelle Minusvarianten wie beispielsweise Wirbelbogenspalten, Übergangswirbel, Formanomalien des Wirbelkanals, Spondylolisthesen u. dergl. von Bedeutung für die Entstehung und klinische Ausprägung der Bandscheibendegeneration sind. Das Schrifttum zu diesen Fragen hat P. R. M. J. HANRAETS in seinem 1959 erschienenen Buch eingehend gewürdigt.

III. Die klinischen Syndrome

Das Krankheitsbild der Ischialgie ist zwar schon im Altertum beschrieben worden, u. a. von C. Aurelianus, doch wurde es erst von D. Cotugno im Jahre 1770 als *Erkrankung des Ischiasnerven* gegen Muskel- und Gelenkbeschwerden der Hüftgegend abgegrenzt. Die klinische Beschreibung ist in der Folgezeit von F. L. I. Valleix (1841), C. Lasègue (1864), J. Déjérine (1912) u. a. ergänzt worden. In dem Lehrbuch der Neurologie von M. H. Romberg, erschienen im Jahre 1851, wurde das Leiden als einheitliches Krankheitsbild gewürdigt und fand damit seinen Platz unter den großen neurologischen Erkrankungen. Der Ort der entzündlichen Schädigung wurde vielfach auch schon im älteren Schrifttum nicht im Ischiasnerven selbst, sondern im Bereich der zugehörigen Wurzeln und des Plexus lumbosacralis gesucht. Diese Auffassung vertrat auch noch H. Pette (1942), als er das Ischiasleiden im Rahmen der entzündlichen Erkrankungen des Nervensystems eingehend darstellte. Die Symptomatologie ist schon in den älteren Veröffentlichungen erschöpfend beschrieben worden.

Im Folgenden sollen zunächst die häufigsten klinischen Syndrome skizziert werden. Anschließend werden die wesentlichen an den Krankheitsbildern beteiligten Symptomgruppen einzeln besprochen, um durch eine solche Analyse nicht nur die Bausteine für die Differentialdiagnose, sondern auch für einen gezielten Einsatz der therapeutischen Maßnahmen zu gewinnen.

Erstsymptom und in vielen Fällen auch einziges Symptom der Bandscheibenerkrankung ist in der Regel das Auftreten von Rückenbeschwerden im Lumbosacralbereich, so wie es auf S. 11 als Lumbagosyndrom näher beschrieben ist. Die Lumbago dauert meist zunächst nur kurz an, ohne Anlaß zu ärztlicher Behandlung in diesem Anfangsstadium zu geben. Rezidive sind allerdings nicht selten. Entsprechend vermißt man in der Anamnese von Patienten, die in späteren Stadien der Krankheit zur Behandlung kommen, kaum je Angaben über vorangegangene „Hexenschüsse".

Das Hinzutreten von „Ischiasbeschwerden" ist sowohl bezüglich des Zeitpunktes wie auch der Ausprägung unterschiedlich. Es kommt zu neuralgischen Schmerzen, die in ein Bein — selten gleich in beide Beine — ausstrahlen, wobei die Schmerzausbreitung dem Versorgungsgebiet der betroffenen Wurzel zu entsprechen pflegt. Häufig findet man Sensibilitätsstörungen im gleichen Gebiet. Besser als Worte es vermögen, beschreibt Abb. 5 die Sensibilitätsstörungen, die für die verschiedenen im Lumbosacralbereich vorkommenden Bandscheibenvorfälle typisch sind. Ähnlich wie die örtlichen Rückenbeschwerden, die stets gleichzeitig vorhanden sind, ist auch der neuralgische Schmerz von der Stellung und Beanspruchung der Wirbelsäule abhängig. Wir finden entsprechende Schonhaltungen und auch die charakteristische Schmerzverstärkung durch Husten, Niesen und

Pressen. Das beschriebene Syndrom — Lumbago, neuralgische Schmerzen und eventuell auch Sensibilitätsstörungen im Versorgungsgebiet der Wurzeln S 1, L 5 oder/und L 4 — kann, wie auch die alleinige Lumbago, flüchtiger Natur und nur gering ausgeprägt sein und ohne eingreifendere Behandlungsmaßnahmen wieder abklingen. Es ist, wenn es ausgeprägter auftritt, für den Kranken äußerst quälend und erfordert dann rasche und gezielte Behandlung. Rezidive sind häufig.

Gröbere motorische Ausfälle treten nur bei einem kleinen Teil der Patienten hinzu. Sie geben verständlicherweise dem Krankheitsbild eine besondere Dringlichkeit. Leichtere motorische Störungen entgehen dagegen verhältnismäßig oft der Aufmerksamkeit des Kranken und mitunter auch des Arztes. Tritt im Verlauf eines ischialgischen Krankheitsbildes und bei gleichzeitiger Lumbago eine Schwäche der Mm. flexores hallucis oder digitorum und des Triceps surae (teilweise vom Segment S 1 versorgt) oder von der Fibularisgruppe, den Zehenextensoren und der Glutealmuskulatur (teilweise von L 5 versorgt) oder der Tibialisgruppe (teilweise von L 4 versorgt) (vgl. auch Abb. 7) auf und entsprechen Schmerzausstrahlung und Sensibilitätsstörung der gleichen Segmentzone, bietet die Anamnese außerdem Hinweise auf frühere Schübe von Lumbago oder Ischialgien als Zeichen der sich entwickelnden Bandscheibenerkrankung, und läßt schließlich das Röntgenbild einen andersartigen Knochenprozeß im zugehörigen Bereich der Wirbelsäule ausschließen, so ist an der Verursachung des Krankheitsbildes durch einen Bandscheibenvorfall kaum ein Zweifel möglich. Fehlen aber einzelne Komponenten dieses Syndroms, beispielsweise die entsprechenden anamnestischen Hinweise oder die begleitenden Lumbagobeschwerden oder die neuralgischen Schmerzen, so ist besondere diagnostische Sorgfalt geboten.

Das dringlichste Krankheitsbild, das durch einen lumbalen Bandscheibenvorfall verursacht werden kann, ist das der Cauda-Querschnittslähmung mit Blasen- und Mastdarmstörungen, mehr oder weniger vollständigem Ausfall der aktiven Beweglichkeit der Füße und entsprechenden Sensibilitätsstörungen, vor allem auch im Reithosengebiet. In den Kapiteln über die Behandlung wird näher ausgeführt, daß in diesen Fällen einzig die sofortige operative Entfernung des Bandscheibenvorfalles Aussichten auf eine Rückbildung der Ausfälle bietet. Die Einweisung in eine neurochirurgische Spezialabteilung ist deshalb als Notfall mit gleicher Dringlichkeit erforderlich, mit der beispielsweise ein Patient mit Verdacht auf Magenperforation in einer chirurgischen Abteilung aufzunehmen ist. Die zur differentialdiagnostischen Abklärung erforderlichen Untersuchungen (vergleiche S. 38) müssen dort auf wenige Stunden zusammengedrängt und die Operation sofort angeschlossen werden. Nur solch rasches und aktives Vorgehen vermag den Kranken vor schwerwiegendsten bleibenden Schäden zu bewahren.

Die Vielzahl der bei lumbalen Bandscheibenschäden vorkommenden klinischen Zeichen läßt sich in 5 größere Gruppen ordnen. Als erste ist das *Lumbagosyndrom* zu nennen, charakterisiert durch umschriebenen Rückenschmerz, der meist von einer Fehlhaltung der Wirbelsäule und mehr oder weniger ausgedehnten Muskelverspannungen begleitet wird.

Diese werden vielfach als Myogelosen (H. SCHADE 1921) bezeichnet; doch ist der Begriff der Myogelose so eng mit den oft recht verschwommenen Vorstellungen über das Muskelrheuma verbunden, daß wir ihn in den nachfolgenden Abschnitten meiden werden.

In den Lehrbüchern der Orthopädie werden als Ursachen derartiger Muskelhärten Überanstrengungen, Fokalinfektionen, Abkühlungen, hyperergische Reaktionen und innersekretorische Störungen genannt. Die Verhärtungen sind zwar zu tasten, mit histologischen Methoden jedoch nicht zu erkennen (H. SCHADE 1949). Es handelt sich nämlich, wie F. A. ELLIOTT (1944), G. WEDDELL u. Mitarb. (1944) sowie H. BAYER u. G. IHLENFELDT (1949) mit Hilfe der Elektromyographie nachgewiesen haben, um reflektorisch ausgelöste umschriebene Muskeltonuserhöhungen. Die Entstehungsbedingungen können unschwer auf die gemeinsame Formel umschriebener örtlicher Reizerhöhung oder allgemeiner Senkung der Reizschwelle gebracht werden, wobei die zuvorgenannten pathogenetischen Faktoren sowohl örtlich als auch durch allgemeine Schwellenbeeinflussung wirksam werden können.

Die Schmerzen beim Lumbagosyndrom sind primär Ausdruck einer physiologischen Leistung des peripheren Nervensystems, nämlich Folge einer von den Rezeptoren aus dem Bereich des erkrankten Bewegungssegments aufgenommenen Reizung. Reizausbreitung und Schmerzintensität können allerdings durch konstitutionelle und dispositionelle Einflüsse moduliert werden.

Demgegenüber muß als zweites Syndrom das der *radikulären Reizerscheinungen* abgegrenzt werden. Kennzeichnend sind hier neuralgische Beschwerden mit Schmerzausstrahlung in das von der betroffenen Wurzel versorgte Hautareal. Der radikuläre Schmerz unterscheidet sich nach Art und Verteilung durchaus vom normalen Rezeptorenschmerz und hat für unsere Betrachtung eine recht erhebliche Bedeutung erlangt. Er ist allerdings an die noch leitungsfähige Wurzel gebunden und darf als Alarmsignal gelten, das mit Unterbrechung der Leitungsfähigkeit oft erlischt (J. A. CHAVANY, P. JANNY u. D. HAGEMÜLLER 1949, H. KUHLENDAHL, F. REISCHAUER u. a.).

Damit kommen wir zu der Gruppe der *radikulären Ausfälle*, die sowohl auf motorischem als auch auf sensiblem Gebiet liegen können. Der getrennte Verlauf vorderer und hinterer Wurzeln vor ihrer Vereinigung nahe dem Spinalganglion erklärt, daß beide Leistungen des peripheren Nervenabschnitts unabhängig voneinander betroffen sein können. Eine Beeinträchtigung der Leitfähigkeit motorischer Wurzeln führt zu Paresen und bald auch zu Atrophien. Störungen der Sensibilität äußern sich nicht nur in quantitativen Veränderungen von Schmerz- und Berührungsreizen, sondern oft auch als Paraesthesien und Allaesthesien.

Die Leitungsstörung peripherer Nerven wird von manchen Autoren unabhängig von ihrer Ätiologie als „Neuritis" bezeichnet. Die letzte ausführliche Zusammenfassung stammt von R. WARTENBERG (1959). Diese Terminologie scheint uns mißverständlich, weil im allgemeinen medizinischen Sprachgebrauch mit der Endung „itis" ein entzündlicher Prozeß gekennzeichnet zu werden pflegt. Wir halten es darum für zweckmäßiger, lediglich beschreibend von sensiblen und motorischen Funktionsstörungen zu sprechen.

Als fünfte Komponente ist das *Vorkommen vegetativer Phänomene* zu erwähnen, die im Schrifttum, auch im Zusammenhang mit der „Ischias", durchaus bekannt sind (H. PETTE 1942, G. SÄKER 1947, F. REISCHAUER 1949, E. A. SCHRADER 1949, H. W. PÄSSLER 1955, O. STARY 1956, u. a.). Die veränderte vegetative Steuerung beeinflußt nicht nur die Durchblutungsverhältnisse, sondern bewirkt auch über eine Senkung der Reizschwelle Muskelverspannungen, die nicht mehr segmental begrenzt sind. Es finden sich ferner vegetativ bedingte Sensibilitätsstörungen, die von solchen radikulärer Genese unterschieden werden müssen.

Diese fünf Komponenten seien im folgenden näher beschrieben, wobei gleichzeitig der Versuch unternommen wird, sie bestimmten pathophysiologischen Vorgängen und morphologischen Veränderungen zuzuordnen. Es muß von vornherein betont werden, daß die einzelnen Komponenten nur ausnahmsweise auf die Dauer isoliert vorkommen. Im Verlauf des Krankheitsgeschehens sind sie vielmehr oft in wechselndem Ausmaß gleichzeitig oder nacheinander erkennbar.

Die zunächst vielleicht zu schematisch erscheinende Aufgliederung in einzelne Syndrome entspringt nicht nur didaktischen Bedürfnissen, sondern hat, begründet durch die jeweiligen pathogenetischen Besonderheiten, auch weitgehende praktische therapeutische Konsequenzen.

1. Das Lumbagosyndrom

Führende Symptome sind:

a) Schmerzen im Lenden-Kreuz-Bereich,

b) Haltungs- und Bewegungsstörungen im lumbosakralen Abschnitt, manchmal mit kompensatorischer Beteiligung auch der übrigen Wirbelsäule.

Im Volksmund wird das Lumbagosyndrom gern als „Hexenschuß" bezeichnet.

a) Die Schmerzen treten oft schlagartig auf, können sich aber auch schleichend entwickeln. Manchmal werden sie durch bestimmte Bewegungen ausgelöst. Zum Teil werden Kälteeinflüsse, Zugluft, Infekte u. ä. als auslösende oder schmerzverstärkende Faktoren angeschuldigt. Charakteristisch ist eine ausgeprägte Abhängigkeit der Schmerzen von Bewegungen und Belastungen der Wirbelsäule, während umgekehrt bestimmte Schonhaltungen, Entlastungsstellungen und Liegeweisen die Beschwerden lindern. Husten, Niesen und Pressen wirken praktisch immer schmerzverstärkend. Das Maximum des Schmerzes wird meist recht genau in Höhe eines Wirbelsäulenabschnitts und in die zugehörige Muskulatur lokalisiert. Dabei kann das Schmerzareal symmetrisch oder asymmetrisch angeordnet sein. Es sei vorweg gesagt, daß die stärksten Schmerzen meist in Höhe des gestörten Bewegungssegmentes der Wirbelsäule angegeben werden. Schmerzausbreitungen nach ventral- und cranialwärts bis in die Höhe des Rippenbogens kommen vor. Sie gehören zu den vegetativen Phänomenen, die weiter unten im Zusammenhang besprochen werden sollen (s. S. 21). Die Schmerzphänomene lassen sich durch Prüfung der Klopf- und Druckempfindlichkeit der Dornfortsätze und der kurzen und langen Rückenmuskulatur weiter analysieren. Auch hier entspricht das Maximum meist der Höhe des betroffenen Bewegungssegmentes (H. H. MATTHIASH 1956). Schmerzhafte Muskelverspannungen lassen sich in Form derber Spindeln zumeist in oberflächlichen Muskellagen tasten. Spontanschmerzen und Verspannungen stimmen in ihrer Ausdehnung oft weitgehend überein. Auch hier sind vegetative Phänomene beteiligt.

Eine klinische Analyse der Bewegungsstörungen kann die schmerzhafte Fixierung der Fehlhaltung und die mechanischen Bedingungen der Schmerzbeeinflussung deutlicher machen. Ob man sich nun des Lasègueschen Handgriffs bedient oder den Beckenkippungsschmerz durch andere Bewegungen prüft, ist ohne grundsätzliche Bedeutung. Manchmal gelingt die Entlarvung eines Simulanten leichter, wenn man vom allzu bekannten Untersuchungsschema abweicht.

b) Haltungs- und Bewegungsstörungen der Wirbelsäule finden sich als Streckstellung, als Hyperlordose oder Skoliose mit Haltungsausgleich in den oberen Wirbelsäulenabschnitten. Die Fehlhaltungen sind im Lumbosacralbereich meistens ganz oder teilweise fixiert, wenngleich sich die Steifhaltung bei Entlastung der Wirbelsäule nach entsprechender Lagerung mitunter lösen läßt. Damit erklärt sich die gelegentliche Diskrepanz zwischen dem klinischen Befund und den im Liegen angefertigten Röntgenaufnahmen. Röntgenuntersuchungen im Stehen sowie Bewegungsaufnahmen geben hier zweifellos zuverlässigere Befunde.

2. Die radikulären Reizerscheinungen

Führendes Symptom ist der in das Versorgungsgebiet der betroffenen Wurzel ausstrahlende Schmerz, der meist als hell, bohrend, ziehend und außerordentlich heftig beschrieben wird. Er beginnt oft in proximalen

Anteilen des Segmentes und kann bei Fortschreiten der Krankheit oder bei bestimmten Bewegungen bis ins Endausbreitungsgebiet einschießen. Nur ausnahmsweise werden schließlich Schmerzen im Bereich der distalen Endverzweigung angegeben.

Die neuralgischen Reizsymptome sind in ihrer Intensität häufig selbst von nur geringen Bewegungen in lumbosacralen Wirbelsäulenabschnitten abhängig. Hierzu gehören schon durch die Anspannung der Bauchmuskulatur bedingte kurze Bewegungsstöße beim Husten und Niesen. Die These, daß eine solche Schmerzauslösung auf dem Wege über eine Liquordrucksteigerung zustande komme, konnte von F. Reischauer (1949) für die meisten Fälle widerlegt werden; Liquordrucksteigerungen, die nach dem Mechanismus des Queckenstedtschen Versuches ausgelöst wurden, waren nur selten von Einfluß auf die Wurzelschmerzen. Die Bedeutung bewegungsmechanischer Einflüsse wird auch dadurch unterstrichen, daß die Kranken selbst bei drohendem Husten- oder Niesreiz mit den Händen das Becken zu fixieren suchen, um die Stöße abzufangen. Zu den bewegungsabhängigen Schmerzverstärkungen gehört auch der Lasèguesche Versuch. Zweifellos kommt es beim Anheben des gestreckten Beines zu einer Beckenkippung, die dann, wenn ohnehin der Zwischenwirbelraum durch vorgetretenes Bandscheibengewebe eingeengt ist, die Wurzel in noch engeren Kontakt mit dieser Vorwölbung bringt. Daneben kann auch der Zug an der Wurzel an der Schmerzauslösung beteiligt sein (D. Müller 1952, S. de Sèze u. J. Welfling 1957, u. a.). Entscheidend ist dieser Faktor aber sicher nicht, da sich zuweilen der gleiche Wurzelschmerz auch bei entspannten Nerven in Bauchlage durch Beckenkippung nach hinten auslösen läßt (F. Reischauer 1949, C. A. Hoechst 1951). Man fixiert hierzu mit der einen Hand die Lendenwirbelsäule und hebt mit der anderen den Oberschenkel dorsalwärts an.

Bei der Auswertung des Lasègueschen Versuches muß man unterscheiden zwischen den hierdurch ausgelösten örtlich begrenzten Rückenschmerzen (s. S. 11), dem eben beschriebenen klassischen Wurzelschmerz und schließlich dumpfen, spannenden Mißempfindungen, die in die Dorsalseite der Beinmuskulatur lokalisiert werden und lediglich Ausdruck einer Muskeldehnung sind. Die lapidare Feststellung, „der Lasègue" sei positiv, sagt also nichts Sicheres über eine Wurzelbeteiligung aus. Auf einen Wurzelkontakt ist nur zu schließen, wenn die Schmerzausstrahlung der radikulären Verteilung entspricht und neuralgischen Charakter hat. Als Faustregel gilt, daß eine Reizung der Wurzel S 1 eine Schmerzausstrahlung vom lumbosacralen Übergangsgebiet über das Gesäß, an der Rückseite des Ober- und Unterschenkels bis in die Ferse und oft auch die laterale Fußkante hervorruft. Für eine Irritation der Wurzel L 5 spricht ein Schmerzverlauf etwas mehr lateral, an der Außenseite des Ober- und Unterschenkels, oft auch weiter über den Fußrücken bis zur Großzehe.

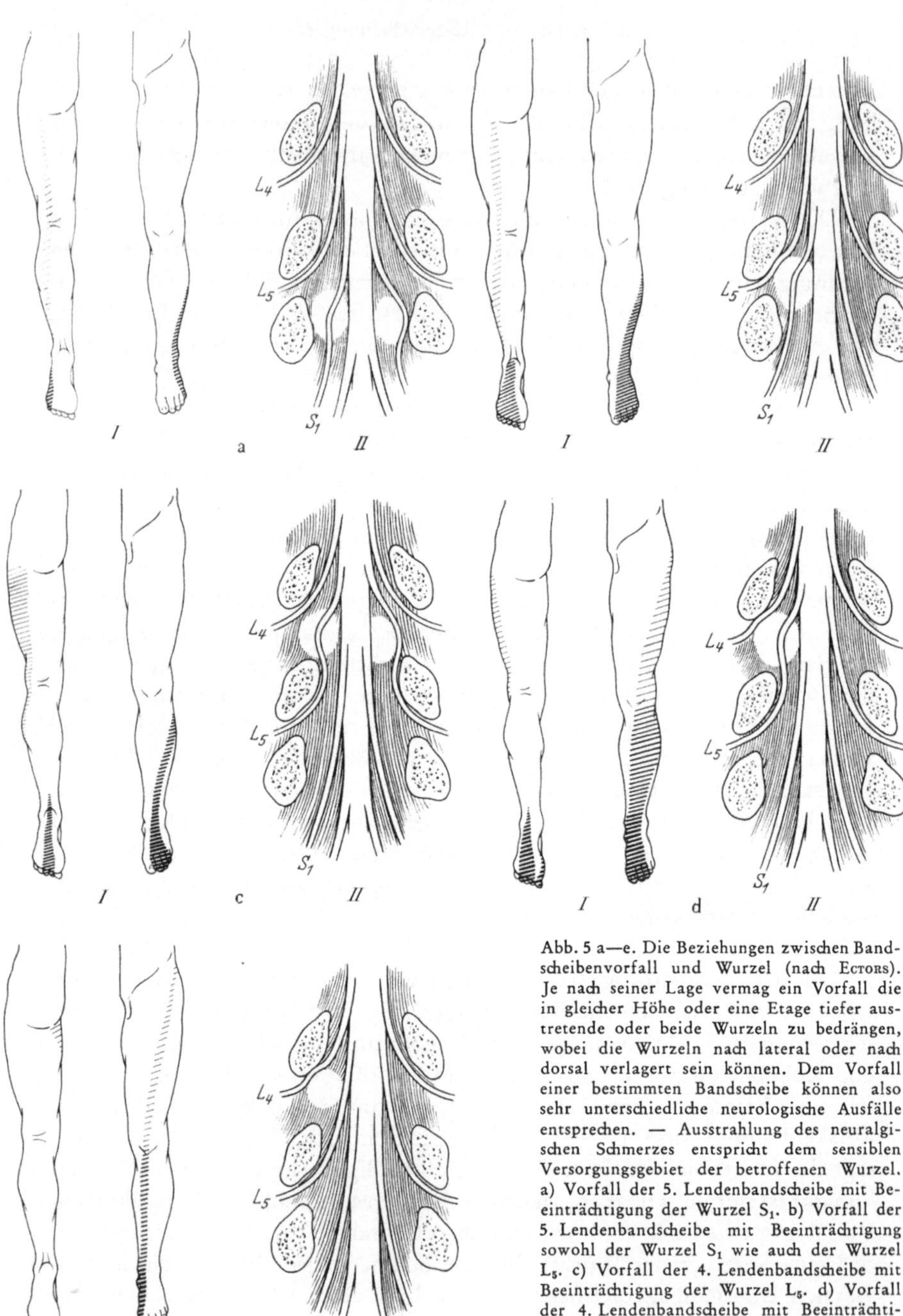

Abb. 5 a—e. Die Beziehungen zwischen Bandscheibenvorfall und Wurzel (nach Ectors). Je nach seiner Lage vermag ein Vorfall die in gleicher Höhe oder eine Etage tiefer austretende oder beide Wurzeln zu bedrängen, wobei die Wurzeln nach lateral oder nach dorsal verlagert sein können. Dem Vorfall einer bestimmten Bandscheibe können also sehr unterschiedliche neurologische Ausfälle entsprechen. — Ausstrahlung des neuralgischen Schmerzes entspricht dem sensiblen Versorgungsgebiet der betroffenen Wurzel. a) Vorfall der 5. Lendenbandscheibe mit Beeinträchtigung der Wurzel S_1. b) Vorfall der 5. Lendenbandscheibe mit Beeinträchtigung sowohl der Wurzel S_1 wie auch der Wurzel L_5. c) Vorfall der 4. Lendenbandscheibe mit Beeinträchtigung der Wurzel L_5. d) Vorfall der 4. Lendenbandscheibe mit Beeinträchtigung der Wurzeln L_4 und L_5. e) Vorfall der 4. Lendenbandscheibe mit Beeinträchtigung der Wurzel L_4

Die Wurzel L 4 ist betroffen, wenn der Schmerz am Oberschenkel vornlateral entlangzieht. Am Unterschenkel folgt er der Schienbeinkante. Der Fuß bleibt in der Regel frei.

Die übrigen Wurzeln sind selten isoliert betroffen, so daß sie an dieser Stelle nicht gesondert besprochen werden sollen. Der Schmerzverlauf entspricht den Hautsensibilitätsfeldern, wie sie in Abb. 5 dargestellt sind.

Um ihre Beschwerden zu mindern, bevorzugen die Patienten von Fall zu Fall unterschiedliche Schonhaltungen. Bei einigen wird die Wurzel nach Hyperlordosierung entlastet, während andere nur in der Kyphose, also in Hockstellung, in weichen Sesseln oder auf weichen Matratzen Beschwerdelinderung finden. Auch ausgeprägte Skoliosen sind häufig als Entlastungshaltung anzutreffen. Wir haben gelernt, auf diese Eigenbeobachtung der Patienten zu achten und sie therapeutisch auszunutzen. Man sollte hier jeden Schematismus vermeiden. Generelle Lagerungsvorschriften kann es nicht geben, weil die funktionsmechanischen Bedingungen sehr unterschiedlich sind. Bei der Auswahl der Schonhaltung sind natürlich auch die unter 1. beschriebenen lokalen Wirbelsäulenbeschwerden zu berücksichtigen.

3. Die sensiblen Ausfallserscheinungen

Das Auftreten sensibler Ausfälle im Rahmen des Ischiassyndroms ist in allen klinischen Beschreibungen erwähnt, u. a. bereits bei D. Cotugno 1770. Sogar deren radikuläre Verteilung wurde von einigen Autoren schon verhältnismäßig frühzeitig erkannt (L. Lortat-Jacob 1904, I. K. A. Wertheim-Salomonson 1911, I. Déjérine u. M. Regnard 1912, J. A. Sicard 1918). Diese Zuordnung hat sich aber zunächst nicht allgemein durchsetzen können, da die Ansicht vorherrschte, der periphere Nerv oder der Plexus lumbosacralis sei erkrankt. Die Unklarheiten der Lokalisation des Prozesses waren zum Teil Ausdruck einer zunächst unzureichenden Kenntnis von der segmentalen Versorgung der Extremitäten. Ein mit den heutigen Vorstellungen verhältnismäßig gut übereinstimmendes Schema der segmentalen sensiblen Verteilung hat seinerzeit schon I. Déjérine entworfen. Es wurde allerdings später von den Ergebnissen der Foersterschen Untersuchungen verdrängt, die im Hinblick auf bioptische Kontrollen besonders zuverlässig zu sein schienen. O. Foerster (1929) hatte seine Sensibilitätsschemata nach Durchtrennung benachbarter hinterer Wurzeln gewonnen; sie entsprechen also der von segmentalen Überlappungen befreiten Funktion der verbliebenen Wurzel. Der Sensibilitätsausfall bei Zerstörung einzelner Wurzeln ist aber etwas grundsätzlich anderes als deren von benachbarten Wurzeln isolierte Funktion. Entsprechend haben die Untersuchungen bei monoradikulären Schädigungen ein anderes Verteilungsbild der sensiblen segmentalen Ausfälle ergeben.

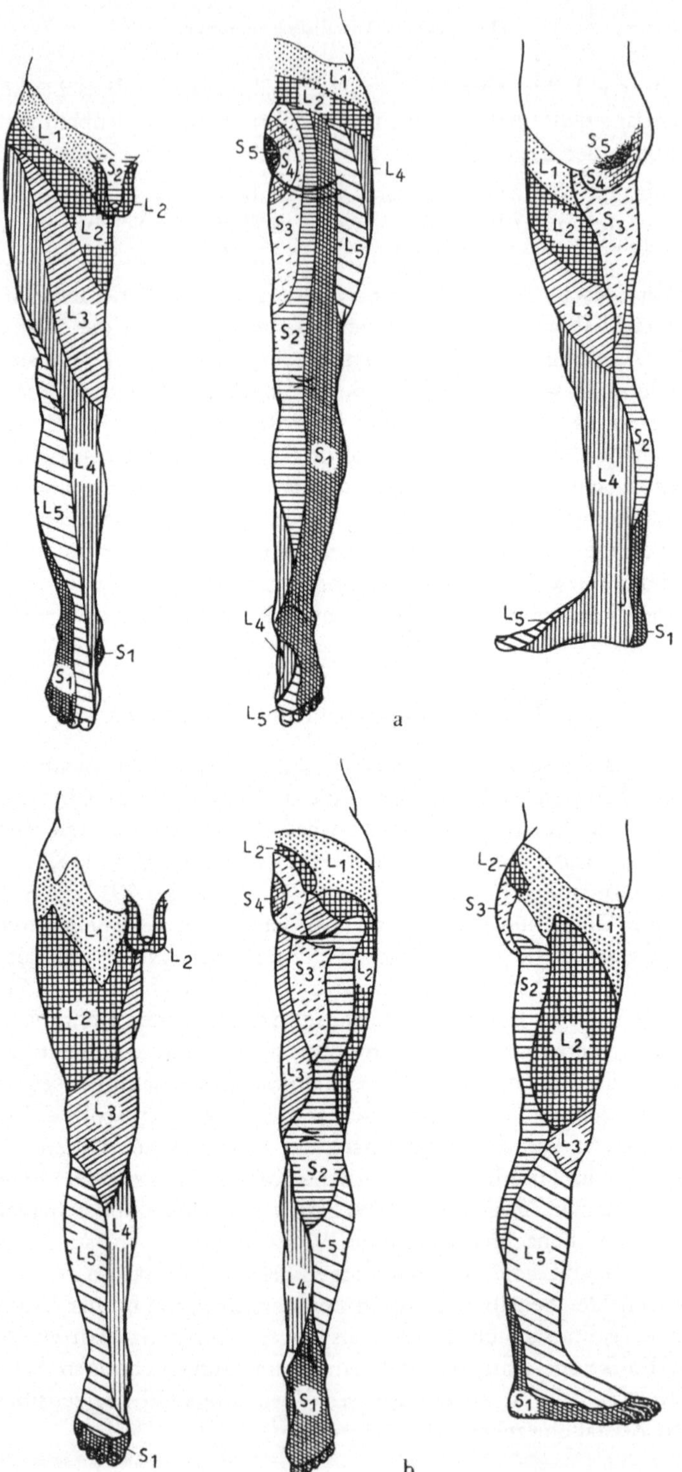

Abb. 6 a—e. Gegenüberstellung der verschiedenen Schemata über die segmentale sensible Versorgung im lumbalen und sacralen Bereich. *a)* Sensibilitätsschema nach SCHLIACK *b)* Sensibilitätsschema nach HEAD

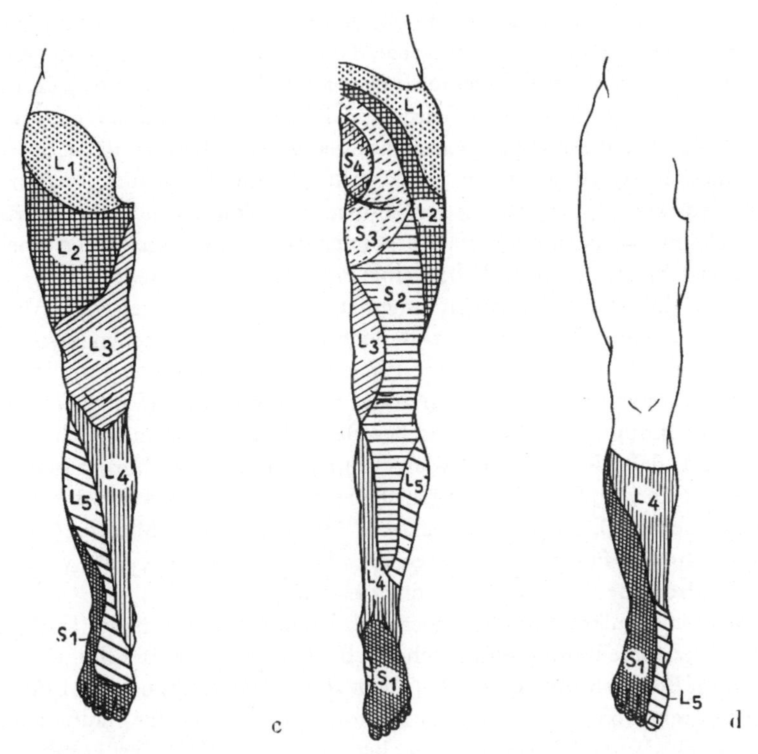

c) Sensibilitätsschema nach Müller und Spatz

d) Sensibilitätsschema nach Dégerine

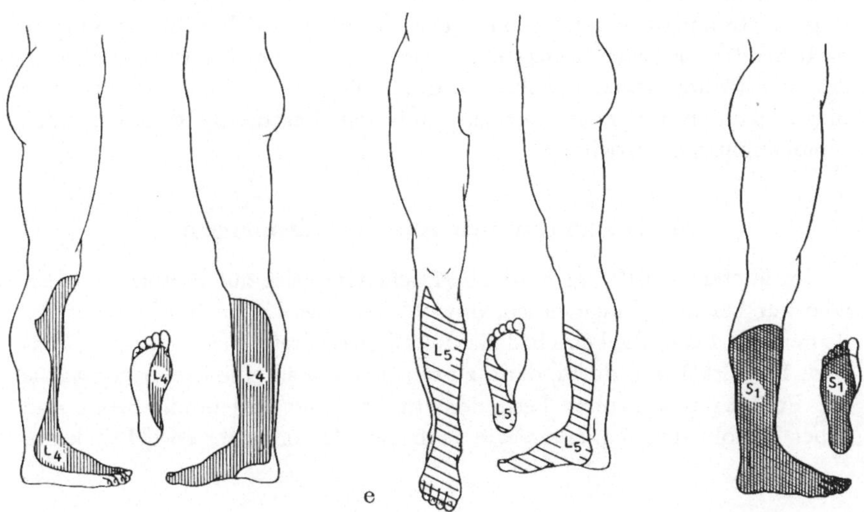

e) Sensibilitätsschema nach Foerster

Nach L. EDINGER (1889) hat J. J. KEEGAN (1944 und 1947), ohne dessen Arbeiten zu kennen, Beobachtungen bei Bandscheibenschädigungen zu einem neuen Verteilungsbild zusammengestellt, das durch den Meinungsaustausch zwischen C. ELZE (1957), K. HANSEN u. H. SCHLIACK (1957) eine weitere Ergänzung erfahren hat. Hierbei sind auch Abbildungen von segmental angeordneten Zostereruptionen und Naevi verwertet worden. Es mußte ferner berücksichtigt werden, daß bei monoradikulären Ausfällen einigermaßen zuverlässige Grenzziehungen nur durch Prüfung der Schmerzempfindlichkeit zu gewinnen sind, während die Berührungsempfindung wegen stärkerer Überlappung der Segmente bei dem Ausfall einer einzelnen Wurzel keine konstanten Ausfälle erkennen läßt. Die verschiedenen sensiblen Segmentschemata sind in Abb. 6 einander gegenübergestellt.

Auch die besten derartigen Schemata sind notwendigerweise Abstraktionen aus einer Vielzahl von Beobachtungen, entsprechen also einem statistischen Mittel, von dem im Einzelfall Abweichungen möglich sind. Hierfür können anatomische Varianten maßgeblich sein (W. PALLIE 1959). Die Zuordnung gegebener klinischer Befunde ist manchmal auch dadurch erschwert, daß die betroffene Wurzel nur partiell geschädigt ist oder mehrere Wurzeln vom Grundleiden ergriffen sind. Damit lassen sich die zum Teil beträchtlichen Diskrepanzen erklären, die L. DAVIS u. Mitarb. (1952) an einem sehr sorgfältig untersuchten Krankengut von 500 operativ bestätigten Bandscheibenvorfällen gewonnen haben.

Monoradikuläre Ausfälle finden sich bei etwas mehr als der Hälfte aller mit Wurzelbeteiligung einhergehenden Bandscheibenvorfälle. Dabei ist nach den Beobachtungen von J. J. KEEGAN (1944) die Wurzel S 1 der Zahl nach führend (63%). Die Wurzel L 5 folgt mit 25% in der Häufigkeitsverteilung. Die Wurzel L 4 ist seltener allein betroffen (10%). Bei kombinierten Wurzelschäden stehen die gleichzeitige Beteiligung von L 5 und S 1 an erster Stelle. Es folgt die Kombination von L 4, L 5 und S 1 und mit geringem Abstand die von L 4 und L 5. Der bilaterale Ausfall mehrerer Wurzeln nach Art des Caudasyndroms steht an letzter Stelle. Die Häufigkeitsangaben des Schrifttums liegen um 2% (J. E. A. O'CONNELL 1950). Einzelheiten hierzu werden im Zusammenhang mit der Beschreibung des eigenen Krankengutes besprochen.

4. Die motorischen Ausfallserscheinungen

Im älteren Schrifttum wird überraschenderweise auf motorische Ausfälle nur beiläufig hingewiesen, obwohl bei etwa einem Fünftel aller Patienten mit Bandscheibenschäden zumindest diskrete Paresen nachweisbar sind. Die Erklärung dürfte darin zu sehen sein, daß eine leichte Schwäche der Fußmuskulatur ohne besondere funktionelle Bedeutung bleibt und daher sowohl dem Patienten wie auch dem Untersucher entgehen kann, wenn nicht speziell darauf geachtet wird. Trotzdem kommt derartigen Befunden im Rahmen der Syndromanalyse recht erhebliche Bedeutung zu. Sie tragen wesentlich zur exakten Lokalisation der Schädigung bei. Allerdings ist die Zuordnung zur segmentalen Innervation bei motorischen Ausfällen sehr viel schwieriger, weil ein Großteil der Muskeln von verschiedenen Wurzeln gemeinsam beschickt wird, so daß der Aufbau aus Myotomen kaum mehr erkennbar ist. Nur einzelne Muskeln am Unterschenkel und Fuß werden vorwiegend monoradikulär versorgt. Sie sind deshalb von H. SCHLIACK als „Kennmuskeln" bezeichnet worden. Für die Wurzel L 4 ist dies der M. tibialis anterior, für die Wurzel L 5 der M. extensor hallucis longus und vielfach auch der M. fibularis brevis. Der besondere Wert der Kennmuskeln liegt darin, daß sich ihr Funktionsausfall auch durch elektrische Untersuchungsmethoden, vor allem durch die Chronaximetrie (I. MAUER 1957; H. SCHLIACK u. a.) und durch die Elektromyographie (E. KUGELBERG u. I. PETERSEN 1955; F. MARGUTH, H. ORBACH u. K. VETTER 1955; F. MARGUTH 1957, A. A. MARINACCI 1958, R. A. MENDELSOHN u. A. SOLA 1958) genau erfassen läßt. Von praktisch klinischer Bedeutung sind aber auch Paresen biradikulär versorgter Muskeln, bei denen schon der Ausfall einer Wurzel eine faßbare Kraftminderung hervorruft. In diesem Zusammenhang sind für die Wurzel S 1 der M. triceps surae und die Zehenflexoren zu nennen, die bei Caudaläsionen einschließlich S 1 auch vollständig ausfallen. Bei kombiniertem Ausfall der Wurzel L 4 und L 5 können Lähmungssyndrome entstehen, die einer peripheren Peroneusparese sehr ähnlich sind, sich aber davon durch eine gleichzeitige Beteiligung der von L 5 versorgten kleinen Beckenmuskeln mit positivem Trendelenburgschen Phänomen unterscheiden. Die segmentale Muskel-Innervation ist schematisch in Abb. 7 dargestellt.

Obwohl der Reflexbogen sowohl vom sensiblen wie vom motorischen Schenkel her störbar ist, sollen die Reflexabschwächungen und Ausfälle im Zusammenhang mit den motorischen Syndromen beschrieben werden, da sie häufiger bei Beeinträchtigung von motorischen Wurzeln als bei Schädigung rein sensibler Leitungsbahnen aufzutreten pflegen.

Bei einer Läsion der Wurzel S 1 wird eine Abschwächung oder ein vollständiger Ausfall des ASR selten vermißt. Dieses Symptom ist oft noch lange nach Abklingen des akuten Krankheitsbildes als belangloses Residuum nachweisbar.

Ist die Wurzel L 5 isoliert betroffen, so findet sich, wie dies F. W. BRONISCH (1953) beschrieben hat, häufig ein Ausfall des Tibialis-posterior-Reflexes, während sonstige Reflexabweichungen bei der üblichen neurologischen Untersuchung nicht zu erwarten sind.

Störungen von L 4 können bereits eine Abschwächung des Patellarsehnenreflexes bewirken, der nur dann vollständig ausfällt, wenn zusätzlich auch L 3 unterbrochen ist.

Eine Neigung zu muskulären Verspannungen, Wadenkrämpfen und Reizerscheinungen einzelner Muskelfasern, von fibrillären Zuckungen bis zu grobem fasciculärem Muskelwogen, wird häufig beobachtet. Derartige

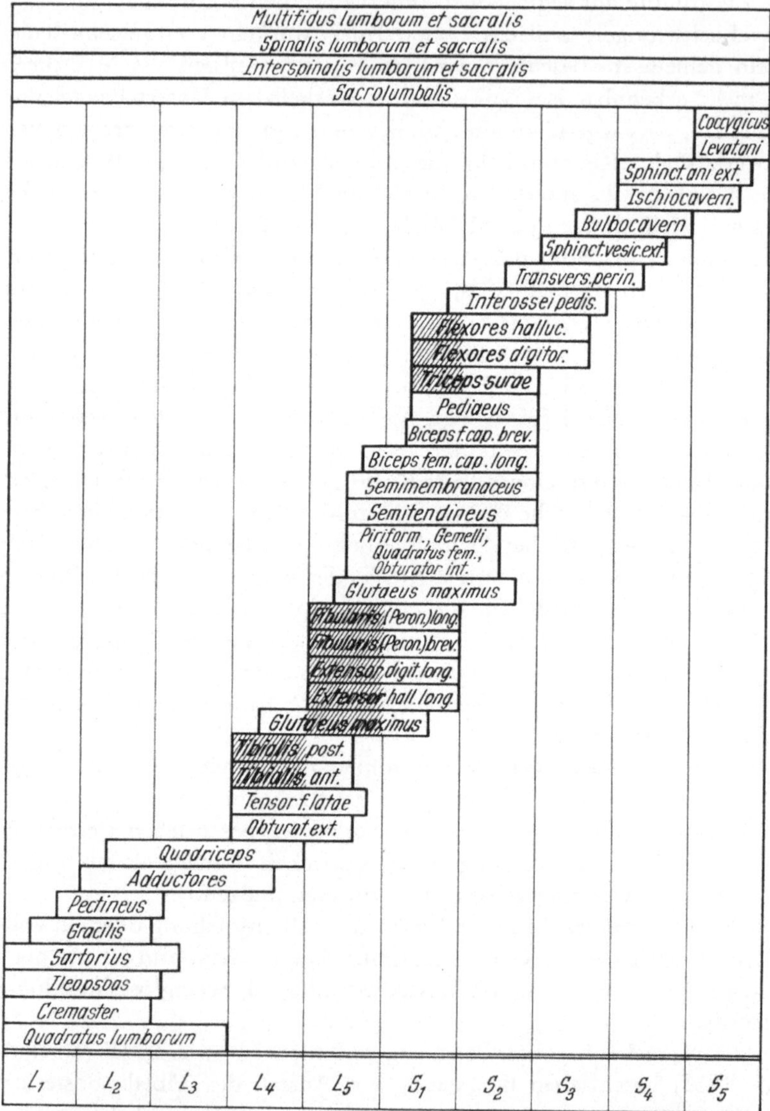

Abb. 7. Schematische Darstellung der segmentalen Muskelinnervation (nach F. Hiller). Die „Kennmuskeln" für Ausfälle der Segmente L_4, L_5 und S_1 sind durch Schraffierung hervorgehoben

Phänomene sind meist nicht streng auf ein Segment beschränkt. Selbst die Verteilung von Punkten maximaler Druckschmerzhaftigkeit am Bein

(Valleixsche Druckpunkte), die fälschlicherweise als Druckempfindlichkeit des Ischiasstammes gedeutet werden, obwohl es sich hier um umschriebene Verspannungen innerhalb der Muskelkette handelt, folgt nicht immer den

Myotomen. Man darf deshalb annehmen, daß auch vegetative Störungen an ihrer Entstehung beteiligt sind.

5. Vegetative Störungen

Vegetative Störungen von ausgeprägtem Krankheitswert sehen wir nur bei Caudasyndromen, bei denen die Blasenentleerung, zunächst im Sinne der Retention, beeinträchtigt ist. Defäkation und Potenz sind meist gleichfalls betroffen. Aussicht auf Rückbildung dieser Störungen besteht nur dann, wenn die Wurzelkompression innerhalb von Stunden operativ beseitigt wird.

Vegetative Reizerscheinungen kommen im Zusammenhang mit lumbalen Bandscheibenschäden seltener vor und sind klinisch weniger belangvoll als dies bei den vertebralen Cervicalsyndromen der Fall ist. Entsprechend haben sie im Schrifttum weniger Berücksichtigung gefunden. Immerhin konnte O. Starý (1956) unter 190 Patienten mit lumbalem Bandscheibenvorfall 150mal Störungen der Hauttemperatur nachweisen. Die Verteilung dieser Symptome folgt in der Regel weder der Ausbreitung peripherer Nerven noch dem radikulären Schema. Die Grenzen sind oft schwer zu fassen, scharfe Übergänge fehlen. Man sieht vollständige oder unvollständige Körperviertelsyndrome oder ein Betroffensein distaler Gliedmaßenabschnitte mit zirkulärer Begrenzung. Gleichen Verteilungsmustern entsprechen die vegetativen Sensibilitätsstörungen. Sie sind im akuten Stadium durch Überempfindlichkeit der entsprechenden Hautbezirke gekennzeichnet, wandeln sich später aber in eine Herabsetzung der Schmerzempfindlichkeit um. Wenn die feinen Unterschiede zwischen vegetativen und radikulären Sensibilitätsstörungen bei der Untersuchung nicht beachtet werden, können hierdurch diagnostische Irrtümer hinsichtlich der Lokalisation des Prozesses entstehen.

Ausgesprochen selten kommt es im Rahmen der vegetativen Störungen an den unteren Extremitäten zu folgenschweren Entgleisungen mit trophischem Ödem, schmerzhaften artikulären Bewegungseinschränkungen und schließlich zu Umbauvorgängen am Knochen nach Art der Sudeckschen Atrophie. Daß vegetative Innervationsstörungen auch auf die im Zusammenhang mit den motorischen Symptomen besprochenen muskulären Verkrampfungen modulierend einwirken, läßt sich durch Sympathicusblockaden leicht beweisen (G. Säker 1947 u. a.).

Alle vegetativen Symptome können während des akuten Stadiums der Erkrankung neben radikulären Erscheinungen auftreten, überdauern das Wurzelsyndrom häufig um Wochen bis Monate und erklären manche uncharakteristischen Restbeschwerden, wie beispielsweise abnorme Ermüdbarkeit und Schweregefühl der Beine, Wetterfühligkeit und Kälteempfindlichkeit, dumpfe, meist in die Tiefe der Muskulatur projizierte Spontanschmerzen, Krämpfe und Durchblutungsstörungen. Auf das Vorkommen von Durchblutungsstörungen haben vor allem F. REISCHAUER (1949) sowie E. A. SCHRADER (1949) und H. W. PÄSSLER (1958), zum Teil gestützt auf entsprechende angiographische Befunde, hingewiesen. In Einzelfällen vermag eine solche funktionelle Zirkulationsstörung zur Manifestation eines bis dahin noch latenten primären Gefäßleidens beizutragen. Die Gefäßwandschädigung selbst kann aber nicht durch die Bandscheibenerkrankung verursacht werden. Sowohl hier wie bei der Endangitis obliterans und der Arteriosklerose handelt es sich um keineswegs seltene Krankheiten des mittleren und höheren Lebensalters, so daß gewisse Überschneidungen schon nach den Regeln der Wahrscheinlichkeitsrechnung zu erwarten sind. In diesem Zusammenhang sei erwähnt, daß bei manchen arteriographisch gesicherten arteriellen Gefäßverschlüssen Beschwerdebilder entstehen können, die bei flüchtiger Betrachtung zunächst den Verdacht auf eine Wurzelirritation lenken (P. LUNDSGAARD-HANSEN, H. MARKWALDER u. A. SENN 1958).

IV. Diagnose und Differentialdiagnose

1. Differentialdiagnose des Wirbelsäulenlokalsyndroms

Keines der beschriebenen Syndrome läßt einen unmittelbaren Schluß auf eine Bandscheibenschädigung zu. Es handelt sich bei den Schmerzsymptomen, Fehlhaltungen und Ausfällen vielmehr grundsätzlich um unspezifische Befunde, die ebenso bei Tumoren und entzündlichen Prozessen der Wirbelsäule vorkommen können. Ähnliche klinische Bilder werden auch bei selbständigen neurologischen Erkrankungen und als Begleitsymptome internistischer und gynäkologischer Leiden beobachtet (K. HANSEN u. A. v. STAA 1938). Der Diagnose einer Bandscheibenerkrankung müssen deshalb in jedem Fall Untersuchungen und differentialdiagnostische Überlegungen vorangehen, die von dem jeweiligen klinischen Syndrom abhängig sind. Aus diesem Grunde sollen Diagnose und Differentialdiagnose im folgenden in Anlehnung an die vorher geschilderten klinischen Syndrome dargelegt werden.

Wie fast überall in der Medizin ist auch bei lokalen Rückenbeschwerden nach Art des Lumbagosyndroms die Anamnese von großem diagnostischen Wert. Über das rezidivierende, hexenschußartige Auftreten der Beschwerden mit zwischenzeitlich voller Wiederherstellung, über eine Abhängigkeit von der Haltung und jeweiligen Belastung und über eine Schmerzverstärkung beim Husten, Niesen und Pressen wird in der Vorgeschichte regelmäßig berichtet. Andererseits kann eine sorgfältig erhobene Anamnese bereits zeitliche Beziehungen zu Organprozessen der Nachbarschaft, wie beispielsweise der Prostata, der Ovarien oder der Gebärmutter aufdecken.

Derartige reflektorisch-algetische Zeichen bei gynäkologischen, urologischen und internen Organkrankheiten sowie bei statischen Normalabweichungen und örtlichen Muskelerkrankungen lassen sich schon bei der ersten Untersuchung durch das Fehlen einer umschriebenen Wirbelsäulensymptomatik ausschließen; pflegen doch Fehlhaltungen und schmerzhafte Fixierung der Wirbelsäule hier sehr viel weniger ausgeprägt zu sein als bei den Bandscheibenerkrankungen. Die orientierende körperliche Untersuchung kann ebenfalls weitere Hinweise auf eine andersartige Grundkrankheit bieten. Hierher gehören Angaben über auffälligen Gewichtsverlust, ferner ein schlechter Allgemeinzustand, Temperatursteigerungen, Blutbildveränderungen und Senkungsbeschleunigung. Nach der Untersuchung der inneren Organe und der Wirbelsäule muß in jedem Falle auch der neurologische Befund erhoben werden, um allgemeine Erkrankungen des Nervensystems und örtliche Wurzelschädigungen auszuschließen. Gewinnt man schließlich bei der Beobachtung des Patienten während des An- und Ausziehens und der eigentlichen Untersuchung den Eindruck, daß Beschwerdeschilderung und Befund nicht übereinstimmen, so wird man auch psychische Faktoren in den Kreis der Überlegungen einbeziehen müssen.

Die *Differentialdiagnose der Wirbelsäulenkrankheiten im engeren Sinne* erfordert Röntgenaufnahmen in 2 Ebenen. Darüber hinausgehende spezielle Röntgenuntersuchungen, auf die weiter unten noch eingegangen wird, sind erst notwendig, wenn entweder die Übersichtsaufnahmen einen Befund ergeben haben, der weiterer Klärung bedarf, oder wenn Vorgeschichte und nachfolgende Krankheitsentwicklung einen für eine Bandscheibenerkrankung ungewöhnlichen Verlauf erkennen lassen.

Die *Röntgenübersichtsaufnahmen* dienen in erster Linie dazu, entzündliche, neoplastische sowie anlagebedingte und degenerative anderweitige Wirbelveränderungen auszuschließen. Es ist keineswegs selten, daß eine beginnende Wirbeltuberkulose oder die Wirbelmetastase eines Prostatacarcinoms über Monate als Bandscheibenschaden verkannt werden, nur weil die immer notwendigen Röntgenaufnahmen nicht angefertigt wurden. Allerdings schützt auch ausreichende Sorgfalt hier nicht immer vor Fehldiagnosen, weil in der Regel Veränderungen des Skeletsystems erst bei einer bestimmten Ausdehnung, also nach einer gewissen Latenz röntgenologisch erfaßbar sind.

Im einzelnen können folgende Wirbelsäulenkrankheiten in der klinischen Symptomatologie den Bandscheibenprozessen ähneln:

a) *Entzündliche Wirbelkrankheiten*: Hier führt der Häufigkeit nach die Spondylitis tuberculosa. Es folgen unspezifische Osteomyelitiden durch verschiedene Eitererreger, gelegentlich auch nach Typhus, Paratyphus, Morbus Bang und bei Aktinomykose. Auch an sich weniger lokalisierte Erkrankungen wie der Morbus Bechterew und die Lymphogranulomatose können gelegentlich mit umschriebenen, lumbago-ähnlichen Symptomen einhergehen.

b) *Wirbeltumoren*: Weitaus am häufigsten begegnen wir in der Lumbosacralregion Wirbelmetastasen, zumeist Absiedlungen von Prostata-, Bronchial- und Mammacarcinomen. Primäre benigne und maligne Tumoren der Wirbelkörper und Bögen sind dagegen Raritäten.

c) *Anlagebedingte und degenerative anderweitige Veränderungen der Wirbelsäule*: Hierzu gehören u. a. unvollständiger Bogenschluß, Übergangswirbelbildungen, Fehlstellung der Wirbelbogengelenke, Spondylolisthesis, Formvarianten des Spinalkanals, allgemeine Spondylosis deformans und die seltenen tabischen Wirbelveränderungen sowie die vor allem im Rückbildungsalter zu beobachtenden Osteoporosen.

d) *Geschwülste und andere Erkrankungen des Wirbelkanals*: Die vom Rückenmark, seinen Hüllen und Wurzeln ausgehenden Tumoren kommen nur ausnahmsweise als Ursache eines isolierten Wirbelsäulenlokalsyndroms in Betracht, da sie in der Regel mit neurologischen Ausfällen einhergehen. Nur sehr selten sind bei Ependymomen der Cauda und bei Neurinomen über längere Zeit ausschließlich lokale Rückenbeschwerden, allerdings nach Art eines Dauerschmerzes, beobachtet worden. Manche dieser Fälle sind schon aus dem Übersichtsbild zu diagnostizieren, wenn eine Verbreiterung des Bogenwurzelabstandes auf den raumbeengenden Prozeß im Spinalkanal oder eine Erweiterung eines Zwischenwirbelloches auf das hier liegende Neurinom hinweisen.

Die seltenen epiduralen Abscesse sind meist schon durch die Schwere des klinischen Krankheitsbildes mit Temperatursteigerung, ausgedehnter Steifhaltung der ganzen Wirbelsäule und ungewöhnlich intensiven und ausgebreiteten Schmerzen zu erkennen.

Der Wert der Röntgenübersichtsaufnahmen für den positiven Nachweis einer Bandscheibenerkrankung ist in den letzten Jahren Gegenstand sorgfältiger Untersuchungen gewesen. Zunächst ist festzustellen, daß bei etwa der Hälfte aller Fälle keine krankhaften Befunde zu erheben sind. Die mitgeteilten Zahlen streuen zwischen 60% und 30% normaler Befunde (H. Krayenbühl 1942, F. Reischauer 1949, J. Krischek 1955 u. v. a.), wobei sich gewisse Unterschiede aus verschiedenartiger Zusammensetzung des Krankengutes erklären lassen. Hier spielen Faktoren wie Lebensalter des Patienten, unterschiedliche Beteiligung einzelner Berufsgruppen und auch die Verteilung der verschiedenen Krankheitsstadien auf die medizinischen Spezialgebiete zweifellos eine Rolle.

Unter den pathologischen Veränderungen nimmt die Bandscheibenverschmälerung die führende Stellung ein. Es folgen die lokalisierten spondylotischen Veränderungen, während Dorsaldislokationen, die als Ausdruck einer Gefügelockerung von diagnostischem Wert sind, im Übersichtsbild nur selten zuverlässig erfaßt werden können und weit besser auf Bewegungsaufnahmen zur Darstellung kommen. Die Schmorlschen Knötchen weisen zwar auf einen Einbruch von Bandscheibengewebe in den Wirbelkörper hin, lassen aber keine verwertbare Korrelation zu klinischen Syndromen erkennen.

Über die Häufigkeit dieser Veränderungen beim Wirbelsäulenlokalsyndrom hat kürzlich Th. Joisten (1960) berichtet. Er fand nur bei 37%

Bandscheibenverschmälerungen, bei 23% lokale und bei 37% allgemeine Spondylosen sowie bei 14% Schmorlsche Knötchen. Diese Prozentzahlen können nicht einfach addiert werden, da sich bei ein und demselben Patienten mitunter mehrere dieser Veränderungen gleichzeitig feststellen ließen. Bei Röntgenkontrollen nach 2 Jahren waren die Relationen nicht wesentlich verschoben.

Bei klinischer Bewertung derartiger Befunde darf man allerdings nie vergessen, daß selbst Bandscheibenverschmälerungen und lokale Spondylosen gar nicht selten rein zufällig und ohne klinische Erscheinungen gesehen werden und dann, nach einer Formulierung F. Reischauers, nur das „Denkmal" eines abgeklungenen Prozesses darstellen. Andererseits schließt ein normales Übersichtsbild ein akutes Lumbagosyndrom nicht aus.

Ergänzt man die Röntgenuntersuchung nach den Anregungen von F. Knutsson (1942) durch Bewegungsaufnahmen, so ergibt sich eine bessere Übereinstimmung zwischen Klinik und Röntgenbefund. L. Hagelstamm (1949) konnte auf diese Weise bei ¾ seines Krankengutes pathologische Veränderungen, vorwiegend nach Art der Dorsaldislokation nachweisen. Ähnlich liegen die von W. Leger (1956), von H. H. Weber (1957) sowie von J. Wellauer (1959) mitgeteilten Ergebnisse. Da derartige Befunde Ausdruck von Funktionsstörungen sind, werden dabei nur selten klinische Erscheinungen vermißt. Sie können nicht nur der Ausbildung von Bandscheibenverschmälerungen und Spondylosen vorangehen, sondern zeigen bei schon ausgeprägten derartigen Veränderungen an, daß trotzdem noch keine ausreichende Stabilisierung eingetreten ist.

Bei der Mehrzahl der Patienten mit Wirbelsäulenlokalsyndromen ist mit den geschilderten Untersuchungen eine diagnostische Zuordnung möglich. Bleiben Unsicherheiten, die auch durch den Krankheitsverlauf nicht ausgeräumt werden konnten, so sind weitere Maßnahmen — dann allerdings im Rahmen einer klinischen Beobachtung — erforderlich.

Die *Indikation zur Liquoruntersuchung* ist beim Wirbelsäulenlokalsyndrom gegeben, wenn die bisherigen Untersuchungsergebnisse das Krankheitsbild nicht ausreichend erklären, und die Beschwerden nicht spontan oder unter den üblichen Behandlungsmaßnahmen (Wärme, Analgetica, Wirbelsäulenentlastung etwa durch Bettruhe) innerhalb eines Zeitraumes von etwa 2 Wochen abklingen. Weitere Indikationen ergeben sich aus Röntgenbefunden, die den Verdacht auf einen intraspinalen raumfordernden Prozeß lenken. Sollten über die lokalen Rückenbeschwerden hinaus radikuläre Symptome hinzutreten, so entspricht die Anzeigestellung für die Liquoruntersuchung den Ausführungen auf S. 29.

Die Liquorentnahme sollte regelmäßig auch den Queckenstedtschen Versuch einschließen, damit selbst bei normalen Zell- und Eiweißwerten Passagebehinderungen erfaßt werden können. Die Liquoruntersuchungen erstrecken sich auf die Zellzählung, die quantitative Bestimmung der Liquoreiweißkörper sowie auf die Bestimmung zumindest einer der Kolloidkurven und auf die Wassermannsche Komplementbindungsreaktion. Sie dienen vorwiegend dem Ausschluß von Tumoren des Spinalkanals und von entzündlichen Erkrankungen, die in ihrer Symptomatik den Bandscheibenprozessen ähneln können. Findet sich eine Pleocytose, so ist eine degenerative Bandscheibenerkrankung zwar unwahrscheinlich, jedoch nicht ausgeschlossen. Die Differentialdiagnose wird dann in erster Linie einen entzündlichen Prozeß des Nervensystems oder seiner unmittelbaren Nachbarschaft zu berücksichtigen haben. Exzessive Eiweißvermehrungen lassen auch dann, wenn der Queckenstedtsche Versuch nicht für eine Liquorpassagestörung gesprochen hatte, zunächst an ein Neurinom denken. Eine mäßige Erhöhung des Liquoreiweißwertes zwischen 2,0 und 3,0 Kafka (48 bis 72 mg-% Gesamteiweiß) ist für sich allein noch nicht gegen eine Bandscheibendegeneration anzuführen, obwohl mehr als die Hälfte der Patienten keine Auffälligkeiten bietet. Das Gleiche gilt für entsprechende Veränderungen der Kolloidkurven. F. Reischauer (1949) konnte nämlich bei derartigen Fällen, auch wenn nur ein Wirbelsäulenlokalsyndrom aufgetreten war, die gleichen Liquorveränderungen nachweisen, wie sie bei Patienten mit radikulärer Symptomatik von verschiedenen Autoren übereinstimmend beschrieben wurden.

Die Indikation zur Myelographie ist beim Wirbelsäulenlokalsyndrom nur selten gegeben. Pathologische Liquorbefunde mit höheren Eiweißwerten, eine Passagebehinderung im Queckenstedtschen Versuch sowie Veränderungen im Röntgenübersichtsbild, die an die Möglichkeit eines spinalen raumbeengenden Prozesses denken lassen, rechtfertigen eine solche Maßnahme. Ausnahmsweise kann die Indikation auch dann bejaht werden, wenn bei hartnäckigen Lokalsyndromen nach Ausschöpfen der konservativen Behandlungsmaßnahmen eine operative Revision oder eine Spanversteifung ernsthaft erwogen wird. Auf diese Weise lassen sich raumfordernde Prozesse, die caudal vom lumbosacralen Übergang gelegen sind, u. a. auch die meist wohl kongenitalen Cysten des Lumbal- und Sacralbereiches, sichtbar machen und einer entsprechenden gezielten Therapie zuführen (H. Verbiest 1953; K. H. Abbott, R. H. Retter u. W. H. Leimbach 1957; H. W. Pia 1959; weitere Literatur über diese Cysten siehe bei K. H. Abbott u. Mitarb.).

Zur *Durchführung der Myelographie* stehen zwar neben wasserlöslichen Kontrastmitteln wie Abrodil und Kontrast U Lundbeck auch ölige Präparate wie beispielsweise Pantopaque oder Jodipin zur Verfügung; außerdem kann man als negatives Kontrastmittel Luft verwenden; doch erhält man die zuverlässigsten Bilder zweifellos mit den obengenannten wasserlöslichen Jodverbindungen, die auch in den meisten Fällen gut vertragen werden, wenn man sie nur zur Darstellung des Caudabereiches anwendet und mit einer Lumbalanaesthesie kombiniert. Zusammenfassende Darstellungen von Technik, Gefahren — Kreislaufkollaps, epileptische Anfälle, meningeale Reizerscheinungen — und Ergebnissen finden sich bei K. LINDBLOM 1947, G. WEBER 1950, S. ARNELL 1951, E. LINDGREN 1954, K. REINHARDT u. K. PANTER 1955, M. S. DEL BUONO 1957, u. a.

Die Versuche, unabhängig von der Differentialdiagnose den positiven Nachweis einer Bandscheibendegeneration durch *Kontrastmittelinjektionen in die Zwischenwirbelscheibe (Nucleographie)* zu führen, haben unsere Kenntnisse über den Ablauf derartiger Veränderungen bereichert (A. N. WITT 1950, P. R. ERLACHER 1951, M. J. COSTAL u. J. A. SEGGIARO 1955, A. GRASSBERGER u. R. SEYSS 1955, K. LINDBLOM). Leider eignet sich die Methode nicht für die allgemeine klinische Arbeit, zumal Zwischenfälle beschrieben wurden und die möglichen schädigenden Auswirkungen auf die dargestellte Bandscheibe noch nicht hinreichend zu übersehen sind (S. DE SÈZE u. J. LEVERNIEUX 1948, E. LINDGREN 1954).

2. Differentialdiagnose bei mono- und oligoradikulärer Symptomatik

Während für die Syndromanalyse radikuläre Schmerzen sensible und motorische Ausfälle getrennt dargestellt werden mußten, ist es im Rahmen der differentialdiagnostischen Überlegungen zweckmäßig, diese Krankheitszeichen gemeinsam zu würdigen. Es handelt sich dabei nur um die Folgen einer unterschiedlich intensiven Schädigung der Wurzeln. Eine Sonderstellung nehmen lediglich die polyradikulären Bilder ein, vor allem wenn sie nach Art eines Caudasyndroms doppelseitig ausgeprägt sind. Hier muß man von anderen Häufigkeitsverteilungen der möglichen Ursachen ausgehen. Im folgenden werden zunächst die mono- und oligoradikulären Bilder erörtert.

Zum akuten Krankheitsbild gehört — zumindest in seiner typischen Ausprägung — das im vorigen Kapitel eingehend dargestellte Wirbelsäulenlokalsyndrom. Dabei können anamnestisch erfaßbare „Hexenschüsse" ein wertvoller Baustein für die Diagnose des Bandscheibenvorfalles sein, wenngleich derartige Angaben keineswegs in jedem Fall zu erhalten sind.

Unter den radikulären Symptomen spielt der Schmerz die führende Rolle. Das Auftreten radikulärer Ausfälle ohne vorangegangene oder gleichzeitige Wurzelschmerzen muß von vorneherein den Verdacht auf andere Ursachen lenken. In der Regel ist der Schmerz abhängig von Haltungsveränderungen der Wirbelsäule. Kaum je fehlt eine Schmerzverstärkung durch die unwillkürlichen Bewegungen beim Husten und Niesen. Das Verteilungsbild der Schmerzausstrahlung (s. S. 14) ist ein wichtiges Indiz für die Höhenlokalisation des Prozesses. Schon die erste Beschwerdeschilderung der Patienten kann darüber hinaus auf umschriebene Paresen der

Bein- und Fußmuskulatur hindeuten und segmental begrenzte Sensibilitätsstörungen erkennen lassen. Die Frage nach der Blasen- und Mastdarmfunktion sollte bei derartigen Krankheitsbildern niemals versäumt werden.

Am Beginn der diagnostischen Maßnahmen stehen die gleichen allgemein orientierenden Methoden, wie sie im vorigen Kapitel eingehend dargestellt wurden. Es sind dies die ausführliche Anamnese und die Untersuchung der inneren Organe einschließlich Blutbild, Senkung und Urinbefund. Auch die Wirbelsäule muß mit der gleichen Sorgfalt berücksichtigt werden, wie dies bei dem ausschließlichen Lokalsyndrom gefordert wurde. Es folgt die neurologische Untersuchung, die sich nicht nur auf die unteren Extremitäten beschränken sollte. Finden sich motorische Ausfälle und ist deren Zuordnung zu einer Schädigung des peripheren Neurons durch das Fehlen entsprechender Atrophien oder charakteristischer Reflexausfälle zweifelhaft, so ist auch eine elektrische Untersuchung unerläßlich. Werden die radikulären Schmerzen, die sensiblen und die motorischen Ausfälle, sowie das Wirbelsäulenlokalsyndrom gemeinsam gewürdigt, so ergibt sich zumindest eine ungefähre topische Zuordnung, an die sich die Röntgenuntersuchung des entsprechenden Wirbelsäulenabschnittes anschließt.

Meist wird es sich um die untere Lendenwirbelsäule und den 1. Kreuzwirbel handeln, da über 90% aller auch operativ bestätigten Bandscheibenvorfälle von der 4. und 5. Lendenbandscheibe ausgehen (W. E. Dandy 1943, F. K. Bradford u. R. G. Spurling 1950, L. Unander-Scharin 1950, A. P. Aitken 1952, und viele andere). Hier sei bemerkt, daß man im allgemeinen die Zwischenwirbelscheiben nach dem darüberliegenden Wirbelkörper benennt. Über die Häufigkeitsverteilung auf die beiden benachbarten Zwischenräume gehen die mitgeteilten Erfahrungen auseinander. Da, wie F. K. Bradford u. R. G. Spurling zeigten, sich die Zahlenverhältnisse mit der Zunahme des Beobachtungsmaterials zugunsten der Annahme einer größeren Häufigkeit von Vorfällen der 5. Lendenbandscheibe verschoben haben, scheinen anfangs methodische bzw. operativtechnische Schwierigkeiten für die angegebenen Relationen mit verantwortlich gewesen zu sein. Nach neueren Statistiken überwiegt die lumbosacrale Bandscheibe im Verhältnis 3 : 2 (B. Knutsson u. G. Wiberg 1958). Ob der bei der Operation gefundene Bandscheibenvorfall die in gleicher Höhe abgehende Wurzel, die nächst tiefere oder beide Wurzeln beeinträchtigt, hängt von der Lokalisation des Vorfalles innerhalb des Spinalkanals ab. Entsprechend kann die neurologische Symptomatik bei gleicher Höhe des Vorfalles unterschiedlich sein. Weit lateral gelegene Protrusionen und Prolapse pflegen im allgemeinen die in diesem Zwischenwirbelloch austretende Wurzel zu treffen, also beispielsweise in Höhe der 4. Lendenbandscheibe die Wurzel L 4. Liegt der Vorfall weiter medial, so kann die nächst tiefere Wurzel zusätzlich oder sogar allein geschädigt sein (s. Abb. 5). Daraus erklärt sich eine gewisse Unsicherheit der neurologischen Höhendiagnose, die noch dadurch vergrößert wird, daß mitunter Bandscheibenvorfälle in mehreren Höhen gleichzeitig vorhanden sind. Es stimmt gut damit überein, daß J. Guillaume u. P. Janny (1953) unter mehr als 1000 operativ bestätigten Fällen nur bei 63% eine Konkordanz zwischen der Höhe des radikulären Ausfalls und der Lokalisation des Prozesses gefunden hatten, während bei 31% der nächst höher oder tiefer gelegene Intervertebralraum revidiert und bei 6% sogar zusätzlich 2 weitere Zwischenwirbelräume freigelegt werden mußten, um die Ursache der Wurzelkompression zu finden.

Wie schon bei der Differentialdiagnose des Wirbelsäulenlokalsyndroms dargelegt wurde, dienen die Übersichtsaufnahmen in 2 Ebenen in erster Linie dem Ausschluß entzündlicher und neoplastischer Wirbelprozesse sowie der Geschwülste und anderer Erkrankungen des Wirbelkanals, soweit diese mit knöchernen Veränderungen einhergehen.

Was wir im vorangegangenen Kapitel im Zusammenhang mit dem Wirbelsäulenlokalsyndrom über die Möglichkeit des positiven Röntgennachweises einer Bandscheibendegeneration gesagt haben, gilt prinzipiell auch für die radikulären Reiz- und Ausfallssyndrome. Lediglich hinsichtlich der Häufigkeit der hier bedeutsamen Anomalien ergeben sich einige Verschiebungen. In unserem Beobachtungsgut fanden sich Werte von 54% für die Bandscheibenverschmälerung und von 25% für die lokalen Spondylosen (TH. JOISTEN 1960).

Die *Indikation zur Liquoruntersuchung* ist bei radikulären Reiz- und Ausfallserscheinungen wesentlich häufiger gegeben als bei dem im vorigen Kapitel besprochenen Lokalsyndrom, bei dem vorwiegend die Therapieresistenz die Kontrolle des Liquorbefundes veranlaßte. Dieser Gesichtspunkt spielt bei den radikulären Prozessen nur eine untergeordnete Rolle. Hier ergeben sich die Indikationen entweder aus der Anamnese oder aus dem Befund. Sind die Ausfälle ohne vorangegangene Schmerzen entstanden und fehlen dabei frühere Schübe von Lumbago und Ischias, werden ferner eindeutige Wirbelsäulensymptome vermißt oder sind mehr als 2 Wurzeln am Syndrom beteiligt, so ist die Liquoruntersuchung notwendig. Eine weitere Anzeige kann sich aus den Röntgenbefunden ergeben, dann nämlich, wenn Verdachtsmomente für einen raumfordernden spinalen Prozeß auftauchen.

Über die Ergebnisse der Liquoruntersuchung beim typischen Ischiassyndrom finden sich schon im älteren Schrifttum zahlreiche Mitteilungen. Damals wurden zwar aus diesen Befunden vielfach Schlüsse auf die Genese der „Neuritis lumbosacralis“ im Sinne einer allergischen Entzündung gezogen, doch kann wohl kein Zweifel daran bestehen, daß es sich in der Mehrzahl der Fälle um die gleichen Krankheitsbilder gehandelt hat, die heute mit Recht als Folgen lumbaler Bandscheibenschädigungen aufgefaßt werden.

QUECKENSTEDT hatte schon im Jahre 1912 bei einem großen Prozentsatz seiner Fälle geringe Eiweißvermehrungen gefunden. Später wurden diese Befunde von F. K. WALTER (1910), H. PETTE u. P. E. BECKER (1938), H. CORDEL (1939), J. LINDSCHAU (1941) und vielen anderen mehrfach bestätigt. Zellvermehrungen sind nur gelegentlich, zuerst von H. DEMME (1935) beobachtet worden. Auch E. BUSCH u. Mitarb. (1949) haben bei operativ bestätigten Bandscheibenvorfällen zu 4% (12 Fälle) leichte Zellvermehrungen bis maximal 31/3 Zellen gefunden. Davon hatten 2 Fälle bioptisch gesicherte entzündliche Reaktionen innerhalb des Spinalkanals geboten. Auch bei den restlichen Fällen, bei denen eine spezielle Ursache der

Pleocytose nicht aufgedeckt werden konnte, bleibt natürlich die Möglichkeit einer unerkannt gebliebenen, anderweitigen Krankheit als Ursache der Zellvermehrung offen.

Im jüngeren Schrifttum, das sich mit den Liquorbefunden bei bestätigten Bandscheibenvorfällen befaßt, werden Veränderungen der Eiweißwerte ebenfalls hinreichend beachtet. Im einzelnen ergeben sich zwar gewisse Differenzen der mitgeteilten Befunde, doch erklären sich diese zwanglos durch Unterschiede in der Zusammensetzung des jeweiligen Krankengutes.

K. S. Alfred (1951) fand bei $^1/_3$ seiner so untersuchten Fälle normale Verhältnisse und bei $^2/_3$ leichte bis mäßige Eiweißvermehrungen mit einem Maximalwert von 162 mg-%. H. Krayenbühl und M. Klingler (1949) sahen bei 175 von 207 Fällen (84%) normale Liquorverhältnisse. 22 Fälle wiesen Gesamteiweißwerte zwischen 35 und 50 mg-% und 9 zwischen 50 und 100 mg-% auf. Nur ein Fall mit Massenprolaps hatte einen Sperrliquor von mehr als 100 mg-%. In einer späteren Arbeit aus der Klinik Krayenbühl[8] (E. Zander u. F. Brussatis 1952) werden die Liquorbefunde bei Vorfällen der 3. Lendenbandscheibe nach der Art der Discushernien näher analysiert. Es ergab sich, daß alle medialen Vorfälle mit einer Eiweißerhöhung einhergingen — die meisten Prolapse dieser Höhe liegen medial — während die lateralen normale Liquorbefunde boten. M. A. Falconer (1947) beschrieb, im wesentlichen übereinstimmend mit H. Krayenbühl u. Mitarb., bei 74% der Patienten mit lumbalem Bandscheibenvorfall normale Liquorverhältnisse, bei 23% leichte und bei 3% erhebliche Eiweißvermehrungen. Ähnliches gibt auch F. Jaeger (1959) an.

Auf das Vorkommen von typischem Sperrliquor beim medialen Bandscheibenmassenprolaps und auf die Schwierigkeiten der Differentialdiagnose gegenüber den Caudatumoren werden wir im Zusammenhang mit den polyradikulären Syndromen noch zurückkommen.

In der Regel wird man bei Erhöhung der Eiweißwerte auch einen mehr oder weniger deutlichen Ausfall in der Mastixkurve erwarten dürfen (J. Lindschau 1941). Für die Abgrenzung gegenüber ähnlichen Veränderungen der Kolloidkurve bei den Entmarkungskrankheiten ist wichtig, daß der zisternal entnommene Liquor bei Bandscheibenschäden keine oder allenfalls sehr geringfügige Veränderungen aufweist.

Die Liquoruntersuchung vermag also, ähnlich wie die Röntgenuntersuchung der Lendenwirbelsäule, nur wenig zum positiven Nachweis des Bandscheibenvorfalles beizutragen und dient im wesentlichen dem Ausschluß anderer Ursachen des klinischen Syndroms, etwa der entzündlichen Prozesse (Zoster, Lues) oder der Tumoren. Die oben zusammengestellten Erfahrungen verschiedener Autoren sollen einen Überblick über die Streubreite der bei erwiesenen Bandscheibenschäden vorkommenden Liquorveränderungen geben, um die differentialdiagnostische Einordnung im Einzelfall zu erleichtern.

Haben Anamnese und neurologischer Befund bisher keine Zweifel an einem klassischen Ischiassyndrom aufkommen lassen und haben auch die Übersichtsaufnahmen der Lendenwirbelsäule sowie die Liquoruntersuchung keine Anhaltspunkte für eine Wirbeldestruktion oder einen intraspinalen

Tumor ergeben, so wird mancherorts noch erörtert, ob es sich um eine Bandscheibenschädigung oder um eine Neuritis handelt. Für die Annahme einer Neuritis des Nervus ischiadicus, des Plexus lumbosacralis oder der zugehörigen Wurzeln werden im einzelnen verschiedene Gründe geltend gemacht.

R. WARTENBERG (1959) hat in seiner gerade erschienenen Monographie nochmals die Argumente in zwei Gruppen zusammengefaßt, die er als indirekte und direkte Beweise trotz der erwiesenen Bedeutung mechanischer Faktoren aufrechterhalten möchte. Bei den indirekten Beweisen für ein selbständiges, offenbar nicht ausschließlich mechanisch bedingtes Ischiasleiden wird angeführt, daß die bei Sektionen nachgewiesenen eindeutigen Bandscheibenvorfälle nicht immer zu klinischen Erscheinungen geführt hatten. Umgekehrt werden bei zweifelsfrei radikulären Syndromen gelegentlich entsprechende Operationsbefunde vermißt. Auch die vielfach bestätigte klinische Erfahrung, daß Kälteeinwirkung das Beschwerdebild oft erst auslöst oder maßgeblich verstärkt, und daß nicht selten eine zeitliche Bindung an Infekte und Intoxikationen erkennbar war, sowie daß schließlich bei dem gleichen Patienten eine lumbosacrale Wurzelsymptomatik mit anderen entzündlichen Erkrankungen peripherer Nerven kombiniert beobachtet wurde, haben die Auffassung gefestigt, daß der mechanische Faktor nicht allein wirksam sein könne. Ferner schienen auch die Verlaufsbeobachtungen mit einer unverkennbaren Neigung zu Spontanremissionen und Rezidiven die Lehre von der entzündlichen Genese zu bekräftigen.

Wenn in diesem Zusammenhang die Hypothese einer allergischen Entzündung erneut angeführt wird, muß es sehr verwundern, daß kasuistische Mitteilungen über lumbosacrale Neuritiden innerhalb des klassischen Allergie-Modells, also bei der serogenetischen Neuritis oder Polyneuritis, bis auf einen Fall von F. BROSER (1952), den auch R. WARTENBERG (1959) zitiert, in der Weltliteratur nicht erwähnt sind. Allenfalls könnte noch der von A. BANNWARTH (1950) beschriebene Fall einer Ischiasneuritis nach Typhusschutzimpfung in diese Richtung weisen. Auch bei diesen Beobachtungen ist lediglich der zeitliche Zusammenhang gegeben, während die kausale Verknüpfung durchaus offenbleibt, zumal der von F. BROSER beschriebene Kranke schon vorher eindeutige, auf einen Bandscheibenvorfall hinweisende Ischialgien durchgemacht hatte. Die Ischialgie überdauerte übrigens das allergische Geschehen um Jahre, mit erneuter Verschlechterung nach etwa $1\frac{1}{2}$ Jahren, ohne daß diesmal entzündliche Teilfaktoren angeschuldigt werden konnten. Schließlich hat J. KRISCHEK (1955) versucht, aus dem Verteilungsmuster neurologischer Ausfälle auf eine entzündliche Affektion des peripheren Nerven zu schließen, weil ihm eine segmentale Zuordnung nicht recht gelang. Er bediente sich dabei allerdings des Schemas von O. FOERSTER, das — wie schon näher begründet wurde (s. S. 15) — für diese Fragestellung nicht verwendbar ist.

Auch die übrigen Argumente haben viel an Überzeugungskraft verloren, seitdem die unbefriedigenden Operationsbefunde der Anfangszeit mit Verbesserung von Indikationsstellung und Technik ausgesprochen selten geworden sind. So beschreibt F. Jaeger (1959) in seiner Monographie ganz ausführlich, welche Schwierigkeiten zunächst vorlagen, auch die dorsolateral gelegenen Protrusionen und Prolapse unter der Operation zu erkennen und abzutragen. J. Guillaume und P. Janny berichteten im Jahre 1953 über ein Krankengut von 1000 operierten Fällen, von denen immerhin 93% eindeutige Vorwölbungen der Bandscheiben bei der Operation hatten. H. Krayenbühl (1950) konnte die Zahl der bei der Operation ungeklärt gebliebenen lumbosacralen Wurzelsyndrome auf 2,7% einschränken. Derartige Beispiele ließen sich noch vermehren. Auch bei den wenigen Fällen, bei denen trotz sorgfältiger Exploration ein Bandscheibenvorfall nicht gefunden werden konnte, darf nicht ohne weiteres auf eine primär entzündliche Genese des klinischen Bildes geschlossen werden. Schon W. E. Dandy (1929) hatte auf die Möglichkeit des Zurückgleitens eines Bandscheibenvorfalles aufmerksam gemacht (concealed discs) und deshalb die Ausräumung erweichter Zwischenwirbelscheiben empfohlen. Selbst nach vorübergehenden Kompressionen können narbige Veränderungen der Wurzel zurückbleiben und das Fortbestehen von Ausfällen und Beschwerden bewirken. Verdickungen des Ligamentum flavum sind zwar wiederholt als Ursache von Lumbago und Ischias angeschuldigt worden, zuletzt im Jahre 1953 von F. Albert, doch haben wir entsprechend dem heutigen Erfahrungsstand, wie er sich in praktisch allen neueren Veröffentlichungen spiegelt, einen solchen „Befund“ als Verlegenheitsbezeichnung für eine negative Freilegung und nicht als ausreichende mechanische Ursache gewertet.

Anders zu beurteilen sind umschriebene Verkalkungen im Bereich der kleinen Gelenke, die gelegentlich Wurzelsymptome verursachen können (P. A. Riemenschneider u. A. Ecker 1952). In diesem Zusammenhang ist auch die von H. Verbiest (1950) beschriebene und von J. C. Gathier (1959) bestätigte Stenose des Lumbalkanals zu erwähnen.

Schließlich ist in letzter Zeit wiederholt auf das Vorkommen sacraler Cysten als Ursache radikulärer Reiz- und Ausfallserscheinungen hingewiesen worden (K. H. Abbott, R. H. Retter u. W. H. Leimbach 1957, H. W. Pia 1959). Diese Cysten entziehen sich bei dem üblichen operativen Vorgehen dem Nachweis und sind lediglich mit Hilfe des Myelogramms erkennbar.

Das Argument, manche bei Sektionen nachgewiesenen Bandscheibenvorfälle hätten entsprechende klinische Erscheinungen vermissen lassen, kann in diesem Zusammenhang nicht als tragfähig angesehen werden, da erfahrungsgemäß eine vollständige Anamnese und neurologische Befunde bei Sektionsfällen nur selten vorliegen und je nach seiner Lage nicht jeder Bandscheibenvorfall zu einer Wurzelbeeinträchtigung führen muß.

Anatomische Substrate entzündlich veränderter Wurzeln und Nervenanteile konnten vor der operativen Ära nur ausnahmsweise gewonnen werden. Entsprechende kasuistische Berichte liegen u. a. vor von G. Döring (1939) und F. Laubenthal (1948). Sie fanden einen akut entzündlichen lymphoplasmocytären Prozeß von fleckförmigem Charakter in den spinalen Ganglien, der bis in die obersten Abschnitte des Nervus ischiadicus reichte, sich aber nach distal schnell verlor. Ähnliche Befunde sind inzwischen wiederholt bei gesicherten Bandscheibenvorfällen erhoben worden (D. Mackenzie 1947, K. Lindblom u. B. Rexed 1948, F. I. Irsigler 1951, O. Lindahl u. B. Rexed 1951 u. a.). Sie sind also eine unspezifische Reaktion des Nerven auch auf mechanische Reize und können deshalb nicht eine selbständige entzündliche Genese des klinischen Syndroms beweisen.

Nachdem sich also keines der Argumente als wirklich tragfähig erwiesen hat, taucht für den Neurologen die schwerwiegende Frage auf, ob er neben den gesicherten mechanischen Schädigungen der lumbosacralen Wurzeln bei Protrusionen und Prolapsen der Bandscheiben überhaupt noch unabhängige entzündliche Wurzelaffektionen unterstellen darf, und welche Kriterien eine solche Trennung der im Syndrom weitgehend identischen Krankheitsbilder ermöglichen. Mit K. J. Zülch (1954) und H. H. Matthiash (1956) wird man eine solche Differentialdiagnose wohl kaum aufrechterhalten können, sondern allenfalls anzuerkennen bereit sein, daß neben dem mechanischen Faktor auch noch weitere pathogenetische Momente bei der Auslösung und Ausformung des im einzelnen erkennbaren Krankheitsbildes wirksam werden können, wobei allerdings dem mechanischen Faktor als Conditio sine qua non jedenfalls das Hauptgewicht zukommt.

Die *Indikation zur Myelographie* wird nicht einheitlich gestellt. Während manche Autoren zumindest vor operativen Eingriffen eine myelographische Bestätigung ihrer klinischen Diagnose für erforderlich halten, stützen sich andere lieber auf eindeutige klinisch-neurologische Befunde und beschränken die Anwendung dieser diagnostischen Hilfsmethode auf ätiologisch unklare Fälle. Es ist übrigens bezeichnend, daß selbst diejenigen Autoren, die grundsätzlich jeden Patienten mit Verdacht auf Bandscheibenvorfall, bevor sie ihn operieren, myelographisch untersuchen, dem klinischen Bild den Vorrang gegeben und auch dann operiert haben, wenn das Myelogramm keine Normabweichungen bot. Die ausschließliche Bestätigung eines Bandscheibenvorfalles und seiner Höhenlokalisation ist auch mit Hilfe der Myelographie nicht immer möglich. Weit lateral gelegene Protrusionen und Prolapse entziehen sich nicht selten der Darstellung. Dies gilt übrigens auch für lateral gelegene Neurinome, wie P. Kissel u. Mitarb. (1949) zeigen konnten. Umgekehrt kann nicht jeder nachgewiesene Vorfall für die Ausprägung des klinischen Bildes verantwortlich gemacht werden. Schließlich muß die Möglichkeit in Betracht gezogen werden, daß andersartige Prozesse einen dem Bandscheibenprolaps ähnlichen myelographischen Befund liefern (S. A. LEADERS u. M. J. RASSEL 1953, H. BERRIS 1954, H. KUHLENDAHL 1954 u. a.).

Anhand der Schrifttumsberichte über insgesamt weit mehr als 1000 Myelogramme (R. K. ARBUCKLE, CH. SHELDON und R. H. PUDENZ 1945, ALAJOUANINE u. THUREL 1947, F. K. FISCHER 1949, J. RAAF u. G. BERGLUND 1949, K. S. ALFRED 1951, S. FRIBERG u. L. HULT 1951, P. GLOOR, E. WORINGER, J. SCHNEIDER u. G. BROGLY 1952, L. HERLIN 1953, S. A. LEADERS u. M. J. RASSEL 1953, K. PANTER 1953, J. KRISCHEK 1955, K. REINHARDT u. K. PANTER 1955, H. G. DECKER u. S. W. SHAPIRO 1957, M. S. DEL BUONO 1957, H. H. WEBER 1957, B. KNUTSSON u. G. WIBERG 1958, H. KRAYENBÜHL u. Mitarb., P. R. M. J. HANRAETS 1959 u. a.) kann die Leistungsfähigkeit etwa wie folgt umrissen werden:

Die besten Ergebnisse sind mit wäßrigen Kontrastmitteln zu erwarten. 60—90% der Befunde konnten operativ bestätigt werden. Zu etwa 5% ergab sich, daß die myelographisch festgestellte Lokalisation nicht mit dem operativ gefundenen Sitz des Prolapses übereinstimmt. Die Angaben über nicht bestätigte positive myelographische Befunde schwankten zwischen 2 und 13%. Am wenigsten beweisend waren negative myelographische Befunde, vor allem wenn das klinische Bild für einen Prolaps sprach. Dann sind bei etwa ¾ dieser Fälle operativ doch Bandscheibenvorfälle gefunden worden, wobei es bei lumbosacralem und lateralem Sitz besonders häufig vorkam, daß Vorfälle sich dem myelographischen Nachweis entzogen. Die Trefferhäufigkeit sowohl bei Verwendung der Luftmyelographie wie auch von Pantopaque oder Lipiodol lag etwas unter derjenigen der wasserlöslichen Kontrastmittel, die man deshalb, wie schon begründet wurde (S. 26) zur Darstellung des Lumbalsackes bevorzugen sollte.

In Übereinstimmung mit der überwiegenden Zahl der Autoren sind wir der Meinung, daß die Myelographie nicht als eine präoperative Routinemaßnahme anerkannt werden kann. Die Anzeigestellung sollte sich auf Fälle beschränken, bei denen der begründete Verdacht auf eine andersartige Genese des klinischen Bildes geweckt wird. Solche Verdachtsmomente können sich aus dem klinischen Befund und aus den Röntgenübersichtsaufnahmen wie aus dem Liquorbefund ergeben.

In klinischer Hinsicht sind es vor allem die ohne typische Schmerzen einsetzenden radikulären Ausfälle, eine ungewöhnliche Höhenlokalisation und polyradikuläre Syndrome, die eine Kontrastmitteldarstellung rechtfertigen. Eine Verbreiterung der Bogenwurzelabstände oder Erweiterung eines Intervertebralloches müssen ebenso an einen intraspinalen Tumor denken lassen wie eine exzessive Eiweißvermehrung im lumbal entnommenen Liquor und ein Stop beim Queckenstedtschen Versuch.

Schließlich wird man sich auch nach einer Wurzelfreilegung, wenn diese keinen ausreichend erklärenden Befund ergeben hatte und die Beschwerden andauern, zur Myelographie entschließen müssen. Auf diese Weise können die schon mehrfach erwähnten seltenen sacralen Cysten (S. 32) wenigstens nachträglich entdeckt und falls erforderlich der operativen Behandlung zugeführt werden.

Die von F. SCHEIFFARTH u. A. BULITTA (1951), T. TIWISINA (1951), F. JAEGER (1951), H. JUNGE (1952) u. a. empfohlene *Kontrastmitteldarstellung des Periduralraumes (Peridurographie)* weist gegenüber der Myelographie eine Reihe von Nachteilen auf. Die diagnostischen Fehlermöglichkeiten liegen zweifellos höher, da es sich bei dem Periduralraum nicht um einen Hohlraum handelt, in dem sich das Kontrastmittel frei bewegen kann. Er ist mit lockerem Gewebe und Gefäßen gefüllt. Kontrastmittelaussparungen müssen deshalb nicht unbedingt einem pathologischen Prozeß entsprechen (LOEW 1949). Zu der geringeren diagnostischen Leistungsfähigkeit dieser Methode tritt ein höheres Risiko. So sind Knochenbrüche infolge medullärer Reizerscheinungen mit ausgedehnten Muskelkrämpfen beschrieben worden (F. JAEGER 1951, H. JUNGE 1952). Eine solche Komplikation tritt auf, wenn versehentlich das meist verwendete Perabrodil in den Liquorraum injiziert wird.

Daß die *Nucleographie* nicht als klinisch anwendbare diagnostische Hilfsmethode angesehen werden kann, wurde bereits begründet (s. S. 27).

3. Differentialdiagnose bei polyradikulärer Symptomatik

Die in den klassischen Darstellungen der Neurologie gern angeführte Faustregel „eine doppelseitige Ischias ist keine Ischias“ läßt erkennen, daß bei derartigen Krankheitsbildern schon damals eine entzündliche Genese für unwahrscheinlich gehalten wurde und umfassende differentialdiagnostische Erwägungen geboten schienen. Schon in der Anfangszeit der modernen Neurochirurgie sind bei solchen Syndromen Bandscheibenvorfälle gefunden und erfolgreich entfernt worden. Allerdings hat man sie zunächst irrtümlich als Chondrome gedeutet (FEDOR KRAUSE, — siehe unter H. OPPENHEIM u. F. KRAUSE 1909, FRAZIER — beschrieben von C. R. STEINKE 1918 u. a.). Die schon im Jahre 1911 veröffentlichten klinischen und experimentellen Untersuchungen über die Bandscheibenvorfälle als mögliche Ursache eines Caudasyndroms (I. J. GOLDTHWAITE 1911, G. S. MIDDLETON u. J. H. TEACHER 1911) fanden zunächst noch nicht die nötige Beachtung. Selbst die eindeutigen Operationsbefunde von A. W. ADSON (1922), W. E. DANDY (1929), T. ALAJOUANINE u. D. PETIT-DUTAILLIS (1930) und KIRSCHNER (1932; veröffentlicht von ELLMER) reichten nicht aus, um zu erkennen, daß der Massenprolaps einer Bandscheibe zu den häufigsten Ursachen eines Caudasyndroms gehört. Die Häufigkeitsverteilung der verschiedenen in Betracht kommenden Krankheitsprozesse ergibt sich aus Tab. 1.

Tabelle 1. *Ätiologie der Caudasyndrome*
(Fälle der Universitäts-Nervenklinik Köln vom 4. 1. 1950—31. 12. 1959)

Operativ bestätigte Bandscheibenvorfälle			32
Tumoren:			32
gutartige extradurale Tumoren		2	
gutartige intradurale Tumoren		5	
Neurinome	1		
Caudaependymome	4		
bösartige Tumoren		25	
Sarkome	8		
Metastasen	17		
bei ungeklärtem Primärtumor	6		
bei Prostata-Ca	4		
bei Bronchial-Ca	4		
bei Mamma-Ca	3		
Nicht erkennbar mechanisch bedingte Caudaprozesse, vermutlich entzündlicher Ätiologie			11
Gesamtzahl			75

Es geht daraus hervor, daß die Mehrzahl der Caudasyndrome durch mechanische Kompression bedingt ist. Nicht mechanisch verursachte Caudaschädigungen sind außerordentlich selten und weder mit den Mitteln der klinischen Untersuchung noch mit den Hilfsmethoden so sicher positiv nachzuweisen, daß man auf eine operative Revision verzichten könnte. In Ermangelung überzeugender ätiologischer Deutungen unterstellt man bei diesen Bildern dann meist eine entzündliche Ursache.

Die Differentialdiagnose der Caudakompressionen kann schwierig sein. Wie bereits bei den mono- und oligoradikulären Syndromen näher ausgeführt wurde, lenkt eine längere Vorgeschichte mit rezidivierenden örtlichen sowie radikulären Beschwerden in erster Linie den Verdacht auf einen Bandscheibenvorfall (M. P. A. M. de Grood 1950, W. Tönnis u. Mitarb. 1951, E. Tolosa u. L. Ectors 1953, G. Bodechtel u. Mitarb. 1958, H. Kuhlendahl u. V. Hensell 1958 u. a.). Allerdings können in Einzelfällen auch ähnliche Schilderungen bei Tumoren des Spinalkanals gegeben werden, obwohl — wie dies W. Tönnis, W. Klug und H. Linz (1951) auf Grund eines Vergleiches von Vorgeschichte und Befunden bei 26 Caudageschwülsten und 31 medialen Bandscheibenvorfällen betonen — die Caudatumoren in der Regel einen langsam und gleichmäßig progredienten Verlauf der Beschwerden und Störungen erkennen lassen. Differentialdiagnostisch bedeutsam ist außerdem der Hinweis, daß beim Bandscheibenvorfall die Beschwerden meist durch Bewegungen und Belastungen der

Wirbelsäule verstärkt werden und im Liegen und unter Wärmeeinwirkung abnehmen, während bei den Caudatumoren eine solche Abhängigkeit von Beanspruchungen der Wirbelsäule fehlen kann, und von den Patienten gar nicht selten angegeben wird, daß Bettruhe und Wärme eine Schmerzverstärkung verursachen. Diese kann so ausgeprägt sein, daß die Kranken nachts durch Umhergehen im Zimmer eine Linderung der Schmerzen zu erreichen versuchen, ein Verhalten, das bei Patienten mit Bandscheibenvorfall niemals zu beobachten ist.

Treten Caudasyndrome akut auf, wobei in der Regel intensivere örtliche und radikuläre Schmerzen der Lähmung unmittelbar vorausgehen, so handelt es sich fast ausnahmslos um einen akuten Massenprolaps einer Bandscheibe. In differentialdiagnostischer Hinsicht kommen bei einem derartigen Krankheitsablauf eigentlich nur die extrem seltenen Blutungen in einen Caudatumor oder bei spinaler Varicose in Betracht (H. Krayenbühl). Sobald das Lähmungsstadium erreicht ist, kann die sonst bei Bandscheibenvorfällen kaum je vermißte lokale Wirbelsäulensymptomatik zurückgehen, ja sogar ganz verschwinden. Bei $^{2}/_{3}$ der von R. Lenz (1956) beschriebenen Fälle mit Bandscheibensequester (Krankengut von Tönnis) war dies der Fall. Die diagnostisch wegleitende initiale Schmerzverstärkung kann allerdings vermißt werden, wenn entweder der Patient wegen schon vorbestehender einseitiger Ischialgien bereits unter dem Einfluß stark wirksamer Analgetica stand oder wenn der Massenprolaps im Zusammenhang mit redressierenden Maßnahmen in Narkose auftrat. Eine derartige Auslösung eines Massenprolapses mit akuter Caudalähmung ist wiederholt im Schrifttum angegeben worden (H. H. Kessler 1955, W. B. Jennet 1956, H. Kuhlendahl u. V. Hensell 1958, K. Lindemann u. K. Rossak 1959). Weniger dramatisch ablaufende Caudakompressionen bleiben häufig zunächst unerkannt (B. S. Epstein 1949), vor allem dann, wenn die Ausfälle nicht vollständig sind oder wenn bei ganz tiefliegenden Prolapsen die Segmente für die Motorik der Beine frei bleiben. Wichtiges Indiz sind in diesen Fällen Beeinträchtigungen der Blasen- und Mastdarmfunktion. Harnverhaltungen werden bei Patienten in mittlerem und höherem Lebensalter oft vorschnell einer Prostata-Hypertrophie zugeordnet. Die richtige Diagnose wird dadurch hinausgezögert und die für eine Rückbildung der Störung absolut unerläßliche sofortige Operation verabsäumt. Nachuntersuchungen, die von H. Kuhlendahl u. V. Hensell (1958) sowie von R. Lenz durchgeführt wurden, zeigen übereinstimmend, daß Caudakompressionen, die länger als 2 Tage bestanden, nur noch geringe Restitutionsaussichten bieten. Aus diesem Grunde kann eine abwartende Haltung, wie sie etwa F. Heppner u. O. Moshammer (1956) empfohlen haben, nicht mehr als kunstgerecht bezeichnet werden. Die Forderung raschester diagnostischer Klärung und Operation gilt natürlich auch bei Caudasyndromen infolge intraspinaler Tumoren. Diese unterscheiden sich in der Anamnese zumeist durch eine langsame Progredienz der Ausfälle und ein Zurücktreten der Schmerzkomponente im klinischen Gesamtbild.

Der neurologische Befund erlaubt auch beim Caudasyndrom lediglich eine Höhenlokalisation. Die Krankheitsentwicklung, wie sie sich aus der Vorgeschichte rekonstruieren läßt, ermöglicht darüber hinaus gewisse ätiologische Wahrscheinlichkeitszuordnungen. Für die weitere diagnostische Klärung sind die in den früheren Abschnitten beschriebenen Hilfsmethoden erforderlich.

Das *Röntgenübersichtsbild* ermöglicht auch hier den Nachweis oder Ausschluß primärer und sekundärer Knochenprozesse und bietet manchmal Hinweise auf einen spinalen Tumor. Das Vorhandensein oder Fehlen von Bandscheibenverschmälerungen und lokalen Spondylosen ist in diesem Zusammenhang diagnostisch ohne Belang.

Auch *Liquorveränderungen* haben nur relativen Wert. Weist doch der Befund eines Sperrliquors allenfalls auf die mechanische Kompression hin, ohne zur weiteren Differentialdiagnose beizutragen. Ein normaler Liquorbefund und auch eine freie Liquorpassage beim Queckenstedtschen Versuch schließen eine tiefgelegene Caudakompression nicht aus, weil dann eine Liquorentnahme meist nur oberhalb des Prozesses möglich ist. Selbst Pleocytosen sind vereinzelt bei Massenprolapsen beobachtet worden (R. Lenz 1956 u. a.).

Wegen der beschriebenen diagnostischen Unsicherheit sollte man in jedem Falle eine *Myelographie* mit wasserlöslichen Kontrastmitteln der Operation vorausgehen lassen. Diese Maßnahme gibt die notwendige Bestätigung oder wenigstens Ergänzung der klinischen Höhenlokalisation. Allerdings muß einschränkend gesagt werden, daß selbst die Myelographie vor Lokalisationsfehlern in der Größenordnung eines Segments nicht schützt.

Auch die Artdiagnose der Kompression, ob Bandscheibenmassenprolaps oder Tumor, gelingt nicht immer, doch ist dies für die Therapie nur von untergeordneter Bedeutung, da eine sofortige Operation in jedem Fall notwendig ist.

4. Welche diagnostischen Schritte können außerhalb der Klinik vollzogen werden?

Die Vielfalt der differentialdiagnostischen Erwägungen und Untersuchungsverfahren könnte zunächst entmutigen und daran zweifeln lassen, daß es möglich wäre, die Diagnose des Bandscheibenschadens ohne klinische Hilfsmethoden zu stellen. Eine solche Resignation ist aber nicht gerechtfertigt, wenn man sich der Wertigkeit der klinischen Zeichen bewußt bleibt.

Lokale Rückenbeschwerden nach Art einer Lumbago erfordern in der Regel zunächst keine klinischen Behandlungsmaßnahmen und keine eingreifendere Diagnostik, sofern die Röntgenübersichtsaufnahmen unauffällig sind oder nur die Zeichen einer Osteochondrose oder Spondylose bieten. Ungewöhnliche Verläufe, insbesondere über mehr als 2 Wochen unvermindert anhaltende Beschwerden, sollten Anlaß geben, orthopädische und neurologische Hilfe in Anspruch zu nehmen.

Bei radikulären Schmerzen nach Art einer Ischialgie ist eine besonders sorgfältige Überwachung notwendig, weil solche Schmerzen das Alarmsignal drohender Wurzelausfälle darstellen. Wo die Voraussetzungen für tägliche Befundkontrollen nicht gegeben sind, müssen die Patienten in klinische Behandlung überwiesen werden. Sobald über Reizerscheinungen und sensible Ausfälle hinaus auch nur bescheidene Paresen erkennbar werden, die am zuverlässigsten bei Prüfung des Zehen- und Fersenganges zu erfassen sind, sollte mit der stationären Einweisung nicht mehr gewartet werden.

Plötzlich einsetzende deutliche Ausfälle einzelner Muskelgruppen am Unterschenkel, insbesondere wenn Blase und Mastdarm gleichzeitig nach Art eines Caudasyndroms beteiligt sind, stellen eine dringliche Indikation zur sofortigen Einweisung in eine neurochirurgische Klinik oder Abteilung dar. Es handelt sich dabei um Notfälle, vergleichbar der akuten Appendicitis oder dem perforierten Magenulcus. Stunden entscheiden darüber, ob die Ausfälle rückbildungsfähig sind oder ob schwerwiegende Defektsyndrome bleiben.

V. Grundlagen der Therapie

Die Empfehlungen für die Behandlung von Lumbago und Ischias sind nach Zahl und Art kaum mehr überschaubar. Eine einfache chronologische Aufzählung befriedigt wenig. Wir wollen deshalb versuchen, die therapeutischen Verfahren nach Wirkungsprinzipien zu ordnen. Dabei ist zu berücksichtigen, daß manche empirisch bestätigte Therapieform zu verschiedenen Zeiten unterschiedlich begründet wurde.

1. Die unspezifische Allgemeinbehandlung

Im älteren Schrifttum werden die therapeutischen Ratschläge für Lumbago und Neuritis lumbosacralis häufig gemeinsam mit denjenigen bei polyneuritischen Prozessen abgehandelt. Sie umfassen Maßnahmen unterschiedlicher Art, deren Nutzen teilweise durch die Erfahrung bewiesen ist, teilweise auch nur theoretisch postuliert wurde. H. Pette hat in seinem schon wiederholt zitierten Werk eine übersichtliche Zusammenstellung gegeben und sich auch kritisch zum therapeutischen Erfolg geäußert.

Unter dem Eindruck der Lehre einer Antigen-Antikörperreaktion der neuritischen Prozesse ist zunächst die *Fokalsanierung* stark in den Vordergrund der Behandlungsmaßnahmen gerückt worden. In Übereinstimmung mit Beobachtungen bei den typischen rheumatischen Erkrankungen haben insbesondere F. GUDZENT (1921), W. BERGER (1939), W. H. VEIL (1939), A. SLAUCK (1939), A. GERONNE (1939), K. KISSLING (1939), K. HANSEN (1957) und andere auf die Notwendigkeit hingewiesen, Fokalinfektionen im Sinne von PAESSLER (1930) und E. ROSENOW (1930) zu Beginn der Therapie aufzudecken und soweit als möglich zu beseitigen.

Dabei sind insbesondere die Tonsillen, Nebenhöhlen, die Zähne, aber auch Gallenblase, Prostata und die Ovarien als Träger latenter Infektionsquellen und damit als indirekte Ursache neuritischer Prozesse angesprochen worden. Bei der Häufigkeit derartiger Entzündungsvorgänge in den genannten Organgebieten haben die verschiedenen operativen Fächer, vorwiegend in den Dreißigerjahren, eine rege Aktivität entfaltet, so daß die ursprünglichen Initiatoren schließlich gezwungen waren, einige Warnungen auszusprechen und einer schrankenlosen Polypragmasie auf dem Gebiete der Herdsanierung Grenzen zu setzen. Obwohl mancherorts auch heute noch zumindest bei unbefriedigenden Behandlungsergebnissen zur Fokalsanierung Zuflucht genommen wird, haben die meisten Fachkliniken in den letzten Jahren diesen Behandlungsweg verlassen und sehen sich anläßlich der stationären Behandlung wegen eines Ischias-Syndroms nur ausnahmsweise und ohne inneren Zusammenhang mit dieser Erkrankung zur Herdbeseitigung veranlaßt, wenn hierzu von internistischer Seite, von seiten des Otologen oder vom Gynäkologen eine innerhalb seines Fachgebietes gegebene strenge Indikation vorliegt.

Ausgehend von der zunächst gut fundiert erscheinenden Lehre, daß polyneuritische Syndrome im Rahmen der Beri-Beri ausschließlich Folge eines Vitamin B_1-Mangels seien, ist eine Vitamin-Substitutionstherapie auch bei anderen polyneuritischen Bildern empfohlen worden. Mit solchen Gedanken wurde auch die *Behandlung des Ischiassyndroms mit Vitaminen* begründet. Allerdings scheinen die praktischen Ergebnisse nicht sehr überzeugend gewesen zu sein. Schon H. PETTE hatte bei einer Umfrage unter verschiedenen namhaften Neurologen und Internisten erfahren, daß eindeutige, insbesondere einer statistischen Analyse standhaltende Erfolge selbst nach hohen Vitamin B_1-Dosen beim Ischiasleiden nicht beobachtet werden konnten. Auch der Versuch, das Bindungsvermögen für die Vitamine der B-Gruppe im Gewebe durch gleichzeitige Adenyltriphosphorsäuregaben zu erhöheno der von vornherein den Organismus mit dem gesamten B-Komplex zu überschwemmen, änderte nichts an den therapeutischen Mißerfolgen.

Nach dem heutigen Stand unserer Kenntnisse überraschen diese unbefriedigenden Behandlungsergebnisse in keiner Weise, handelt es sich doch beim Ischiassyndrom in der Regel um die Folge mechanischer Wurzelschädigung. Darüber hinaus hat H. LUCKNER (1958) erst kürzlich die Bedeutung des Vitamin B_1 für die Entstehung sogar der Beri-Beri mit gewichtigen Argumenten in Zweifel gezogen. Damit ist der für die Vitamin B-Behandlung peripherer Nervenschäden wegleitenden Arbeitshypothese völlig der Boden entzogen worden. So wird man nicht umhin können festzustellen, daß in der Vitamin B-Behandlung für Lumbago und Ischias weder ein kausal noch ein symptomatisch wirksamer Ansatzpunkt erblickt werden kann.

Die unspezifische Reizkörpertherapie, deren Wirksamkeit bei rheumatischen Leiden mit recht unterschiedlichen Vorstellungen begründet wird, wurde ebenfalls in den Therapieplan der „Ischias“ übernommen. Aus dem Gedanken heraus, es handle sich hier um eine Erkrankung aus dem „rheumatischen Formenkreis“, die durch unspezifische Reizkörper zu beeinflussen sei, wurde mit Bienengift, Schlangengift, Eiweiß- und Goldpräparaten behandelt. Obgleich die Möglichkeit nicht von der Hand zu weisen ist, daß eine solche Reizkörpertherapie über eine Beeinflussung des vegetativen Systems die Schmerzintensität zu ändern vermag, so können doch von solchen Maßnahmen keine den Verlauf bestimmenden Wirkungen erwartet werden.

Ebenfalls aus der allgemeinen Rheumatherapie leiten sich die meisten *physikalischen Behandlungsmaßnahmen* und *manche Formen der Massage* her. Sie sind zweifellos wirksamer als die obengenannte unspezifische Reizkörpertherapie und spielen auch heute noch eine große Rolle (J. Kowarschik 1957). Wirksames Prinzip scheint die muskuläre Lockerung zu sein, die teils durch Wärmeapplikation — Rotlicht, heiße Kompressen, Schlamm- und Moorpackungen, Kurzwellen- und Diathermieanwendung — teils direkt durch Massage angestrebt wird. Verbunden mit einer gleichzeitig bewirkten Durchblutungsbesserung scheinen auch lokale vegetative Reizzustände günstig beeinflußt zu werden. Alle diese Maßnahmen müssen allerdings, wie H. Pette (1942) schon betont hat, vorsichtig dosiert werden, besonders dann, wenn noch neuralgische Beschwerden bestehen. Sie wurden selbst zu der Zeit, als noch die Vorstellung von einer Neuritis lumbosacralis unerschüttert war, ausdrücklich als Form der Nachbehandlung angesehen. Im akuten Stadium finden sie nur recht begrenzte Ansatzpunkte (Harff 1956 u. a.). In ähnliche Richtung zielt die Anwendung lokaler Hautreizmittel. Auch hier versucht man, über eine Durchblutungsverbesserung auf die verspannte Muskulatur einzuwirken. Die gelegentlich angewendete Röntgentherapie erscheint weder theoretisch hinreichend begründet, noch konnten über den psychologischen Effekt hinausgehende Resultate erzielt werden. Dies wird eindrucksvoll durch den Bericht von Hanraets belegt, der bei Patienten, die tatsächlich bestrahlt wurden und bei solchen, die nur einer „Scheinbestrahlung“ ausgesetzt waren, keine Verlaufsunterschiede feststellen konnte.

Die recht erhebliche Bedeutung *analgetisch-antiphlogistischer* Behandlungsmaßnahmen ist trotz der inzwischen veränderten pathogenetischen

Erkenntnisse unbestritten. In dieser Gruppe ist die Verwendung von Salicylsäure, Pyramidon, Butazolidin und ähnlichen Verbindungen, sei es in Reinsubstanz oder in gegenseitiger Kombination und in Verbindung mit Schlafmitteln, Codein, Coffein zu nennen. Ob hier dem gefäßabdichtend-entquellenden oder aber dem analgetischen Effekt der genannten Substanzen die entscheidende Bedeutung zukommt, ist schwer zu beurteilen. Für eine *Wirksamkeit der antiphlogistischen Komponente* könnte sprechen, daß auch durch Injektion von Corticosteroiden in die erkrankte Zwischenwirbelscheibe (G. Chapchal 1958) oder in den Spinalkanal (P. Louyot u. Mitarb. 1959) lokale Wirbelsäulenbeschwerden und radikuläre Reizerscheinungen vorübergehend zu bessern sind. Flüchtige Beschwerdeminderungen sind sogar nach radikalen Entwässerungsmaßnahmen beschrieben worden (W. S. C. Copemann u. L. G. C. Pugh 1945). Aber auch eine durch ausschließlich analgetisch wirksame Substanzen erreichte Schmerzbeseitigung kann zu therapeutischen Dauererfolgen führen. Das ergibt sich aus den noch zu besprechenden Erfolgen der Novocaintherapie. Insgesamt neigen wir dazu, gestützt auf Erfahrungen mit den Meprobamaten und Chlorpromazinen, in der Unterbrechung des Circulus vitiosus von Schmerz, Muskelverspannung, Fehlhaltung und lokalen vegetativen Dysregulationen den entscheidenden Angriffspunkt zu sehen, wobei die direkt oder indirekt erreichte Beseitigung von Schmerz und Muskelverspannung günstigere Voraussetzungen für eine Spontanreposition eines Bandscheibenvorfalles schafft. In dieser Auffassung sehen wir uns durch die teilweise günstige Wirkung der *Novocaintherapie* bestärkt. Dies gilt allerdings nur sehr bedingt für die von J. Lange (1940) empfohlenen perineuralen Injektionen, die nach unseren heutigen Kenntnissen meist viel zu weit peripher ansetzen. Eine zumindest vorübergehende Schmerzausschaltung gelingt sowohl bei epiduralen Injektionen, als auch durch präsacrale Anaesthesien nach der Technik von R. Wigand (1932) und F. Pendl (1934). Beide Verfahren führen zu einer Leitungsunterbrechung sowohl peripherer sensibler als auch vegetativer Bahnen. Beachtenswert erscheint, daß eine ähnliche Wirkung auch zu erzielen ist, wenn das Lokalanaestheticum durch paravertebrale Injektionen direkt an den Grenzstrang gelangt, oder durch eine peridurale Plombe in der Höhe von D 10 bis L 3 (G. Säker 1947) lediglich die Möglichkeiten vegetativer Schmerzleitung unterbrochen werden. Zwar schaltet eine solche Periduralanaesthesie auch motorische und sensible Wurzeln aus, doch bleiben bei Ausführung in der genannten Höhe die vom Krankheitsprozeß irritierten lumbosacralen Wurzeln frei. Auch die Injektion von Novocain unmittelbar in die Zwischenwirbelscheibe kann in manchen Fällen, nach Angaben von C. Hirsch (1959), zur Schmerzunterbrechung und Abschwächung des Lasègueschen Zeichens führen.

Die Wirksamkeit der Novocainbehandlung wurde bis in die jüngste Zeit insbesondere von chirurgischer Seite vielfach bestätigt (R. H. Englich

u. J. B. SPRIGGS 1948, F. REISCHAUER 1949, S. TENEFF 1949, A. STENDER 1951, SCHULTE 1954 u. a.). Statistisch auswertbare größere Zahlenreihen über die Ergebnisse einer isolierten Novocainbehandlung sind wohl vor allem deshalb nicht mitgeteilt worden, weil diese Therapie meist mit sonstigen konservativen Maßnahmen kombiniert wird. A. STENDER (1951) wertet das Ausbleiben einer Besserung als Indikation für eine operative Wurzelrevision. Bei Nachuntersuchungen der nichtoperierten Fälle fand er trotz guter Anfangserfolge nur ⅓ Heilungen und ⅓ Besserungen, während bei dem restlichen Drittel die Besserung nicht angehalten hatte und der Zustand als unbefriedigend bezeichnet werden mußte. B. H. BURNS u. R. H. YOUNG (1947), die zunächst das Novocain reichlich verwendeten, haben wegen der Flüchtigkeit der Besserung diesen Behandlungsweg zugunsten der Ruhigstellung und Entlastung wieder ganz verlassen. Auch bei P. R. M. J. HANRAETS (1959) überwiegen die unbefriedigenden Resultate. Vor allem ausgeprägte radikuläre Syndrome sprachen auf diese Behandlungsweise nicht an.

Leider sind zahlreiche Zwischenfälle bekannt geworden. Neben den auch bei intravenöser Novocaintherapie vorkommenden Kollapsen, Schocktodesfällen und allergischen Reaktionen (F. W. BRONISCH 1948, H. GROS 1949, H. R. BOURMER 1950, W. GOETZE 1952, J. BECKER 1954, H. OTT u. H. J. NETOLITZKY 1954, K. HANSEN 1957, F. HOFF 1957, G. BODECHTEL 1958, H. WILD 1958) sind vor allem auch irreversible Schädigungen des Rückenmarkes im Sinne von Myelomalazien beschrieben worden (F. ERBSLÖH u. A. PUZIK 1959). Sie können selbst bei richtiger Injektionstechnik über eine Beeinträchtigung nutritiver Gefäße der Medulla entstehen. In diesem Zusammenhang ist zu berücksichtigen, daß in seltenen Fällen die spezielle Lagerung vor der Injektion auch einmal einen Bandscheibenmassenprolaps auslösen kann. Unter der Annahme eines Novocainschadens wird dann leicht die notwendige Diagnostik und die sofortige operative Therapie versäumt. Bei nicht immer vermeidbarer versehentlicher intraspinaler Injektion werden, besonders dann, wenn im Präparat zur Verlängerung der Wirkung unverträgliche Zusätze enthalten waren, auch schwere chemotoxische Schäden an Rückenmark und Cauda beobachtet. Aus diesem Grunde ist auch das Vorgehen von STRACKER (1954) absolut kontraindiziert, da die von ihm empfohlene Injektion von absolutem Alkohol in den Duralsack erfahrungsgemäß schwere Caudasyndrome zur Folge haben kann. Eine weitere Gefahr ergibt sich aus der Möglichkeit bakterieller Infektionen des Periduralraumes und Lumbalkanals. Ein so entstandener Epiduralabsceß wurde uns zugewiesen und konnte operativ geheilt werden. Diese Erfahrungen bedeuten eine derart erhebliche Belastung der Novocaintherapie, daß man sie — sofern nicht jemand über besondere Erfahrungen mit dieser Behandlungsweise verfügt — außerhalb klinisch-stationärer Behandlung überhaupt nicht und dort auch nur in Ausnahmefällen, wenn erhebliche vegetative Begleitsymptome bestehen, empfehlen kann.

Zweifellos haben viele der vorgenannten Behandlungsmaßnahmen ihren Nimbus der Wirksamkeit lediglich dadurch erhalten, daß die Spontanremission durch *strenge Bettruhe* beschleunigt wird. Diese Maßnahme ist auch heute noch bei Lokalsyndromen und radikulären Reizerscheinungen eine einfache und oft rasch wirksame Hilfe. Tatsächlich hat sie auch bei einer strengen Prüfung des traditionellen Heilschatzes ihren Platz behalten (B. H. Burns u. R. H. Young 1947, K. Giuliani 1954, P. R. M. J. Hanraets 1959 u. a.).

Nach unseren heutigen Anschauungen dürften Ruhigstellung und Entlastung die wesentlichen Wirkfaktoren der Bettruhe sein. Vermutungsweise hat dies übrigens schon A. Schanz im Jahre 1928 geäußert.

Den bisher beschriebenen Behandlungsformen ist gemeinsam, daß sie zum herkömmlichen Therapiebestand gehören und teils mehr, teils weniger wirksam sind, ohne gerade den mechanischen Faktor in der Genese des Ischiasleidens zu berücksichtigen. Wir haben sie deshalb unter dem Begriff der *unspezifischen Allgemeinbehandlung* zusammengefaßt. Dieser Gruppe sollen nun *die neueren therapeutischen Verfahren* gegenübergestellt werden, die alle, aus vorwiegend mechanischen Erwägungen entwickelt, teils auf eine Ruhigstellung der Wirbelsäule, teils auf eine Entlastung der betroffenen Wurzel gerichtet sind.

2. Ruhigstellung der Wirbelsäule und Entlastung der betroffenen Wurzel

Beide Wege sind einzeln oder gemeinsam beschritten worden. Im einzelnen handelt es sich um folgende Verfahren:

a) Fixation der Wirbelsäule durch Gipsverbände, Korsette und Mieder,

b) Operative Versteifung des lumbosacralen Übergangsgebietes,

c) Versuch der Wurzelentlastung durch spezielle Lagerungsformen, intermittierende oder Dauerextension sowie durch Repositionsmaßnahmen,

d) Operative Wurzelentlastung durch Entfernung des Bandscheibenvorfalles.

a) Fixation der Wirbelsäule durch Gipsverbände, Korsette und Mieder

In Anlehnung an das allgemeinchirurgische Prinzip, erkrankte Gelenke und Wirbelsäulenabschnitte ruhigzustellen, sind auch bei den Bandscheibenschäden besonders von orthopädischer Seite fixierende Maßnahmen empfohlen worden. Allerdings waren zunächst die Indikationen nicht ausreichend auf die verschiedenen klinischen Syndrome abgestimmt. Auch über Zeitpunkt und Dauer der Anwendung sowie über das Ausmaß des ruhigzustellenden Wirbelsäulenabschnittes bestanden unterschiedliche Auffassungen. Während ein Teil der Autoren die im akuten Stadium zunächst durch Bettruhe erreichte Ruhigstellung und Entlastung mit Hilfe eines ausgedehnten Gipsmieders über mehrere Wochen beizubehalten versuchten, beschränkten andere die Verordnung von Stützmiedern auf diejenigen Fälle, bei denen nach Abklingen des akuten Stadiums chronische Restbeschwerden oder unter besonderen Belastungen rezidivierende Schmerzen blieben (A. THOMAS 1952, K. LINDEMANN u. H. KUHLENDAHL 1953, K. GIULIANI 1954 u. a.).

Unabhängig von den noch zu besprechenden Folgen fixierender Maßnahmen für die Rückenmuskulatur muß zunächst betont werden, daß eine Ruhigstellung durch Gipsverbände oder Mieder bei den akuten Formen der Wurzelbeteiligung unzweckmäßig, ja sogar schädlich sein kann (E. GÜNTZ 1958, P. R. M. J. HANRAETS 1959). Es bleiben also von den bei Bandscheibenschäden vorkommenden klinischen Bildern lediglich die Wirbelsäulen-Lokalsyndrome als Indikationsgebiet für fixierende Maßnahmen übrig, allenfalls noch geringe und bereits abklingende Wurzelreizerscheinungen. Ganz entschieden muß davor gewarnt werden, die sogenannte Ischiasskoliose mit Stützmiedern zu versorgen, ohne vorher durch Lagerung, Extension, reponierende Maßnahmen oder Operation die Wurzel entlastet zu haben. Leider ist die Miederbehandlung solcher Skoliosen auch noch in der letzten Auflage (1958) des Buches von G. HOHMANN zu finden. Eine weitere Einschränkung der Indikation, sowohl bezüglich der Dauer wie auch des Ausmaßes der Fixierungen, leitet sich einmal aus der Gefahr der Muskelatrophie, zum anderen aus ungünstigen psychologischen Rückwirkungen auf den Patienten her (A. N. WITT 1954 u. a.). Mit E. GÜNTZ (1958) ist zu betonen, daß die Korsettbehandlung keine Dauerversorgung sein darf, sondern als echtes und nur vorübergehend anwendbares Heilmittel anzusehen ist, wobei der Patient zu regelmäßigen isometrischen Spannungsübungen angehalten werden muß, damit der drohenden Muskelatrophie entgegengearbeitet wird. Aus der gleichen Überlegung leitet sich die Forderung her, völlige Ruhigstellung nur während des akuten Stadiums anzuwenden, während für die Nachbehandlung, sofern überhaupt Stützapparate indiziert sind, leichtere und kürzere Mieder bevorzugt werden sollten, die nicht bis zum Brustkorb heraufreichen (K. LINDEMANN u. H. KUHLENDAHL 1953). Damit bleibt eine gewisse Beweglichkeit erhalten, die als trophischer Reiz für die Muskulatur unerläßlich ist. Selbst von diesen bescheideneren Stützmaßnahmen muß der Patient allmählich entwöhnt werden. Bei welchen besonderen Belastungen das Mieder noch benötigt wird und wann bereits mit einer Funktionsübernahme durch die gekräftigte Muskulatur gerechnet werden darf, richtet sich nach den Besonderheiten des Einzelfalles. Der Zeitpunkt der Entwöhnung sollte keinesfalls dem Patienten überlassen bleiben. Er ist, wie dies von jeder Therapie gilt, vom Arzt festzulegen.

b) Operative Versteifung des lumbosacralen Übergangsgebietes

In konsequenter Fortsetzung des Prinzips, die erkrankten Wirbelsäulenabschnitte zu fixieren, sind in Anlehnung an die Maßnahmen bei Skoliosen, ferner bei Tuberkulose und anderen entzündlichen Wirbelkrankheiten auch zahlreiche Methoden zur operativen Versteifung des unteren Lendenabschnittes und der lumbosacralen Übergangsregion angegeben worden. Besonders gebräuchlich waren zunächst sowohl die Verfahren von R. A. Hibbs (1911) (Spanverpflanzung und Verödung der kleinen Wirbelgelenke), von F. H. Albee (1911) und von A. Henle (1927) (Spanung der Dornfortsätze). Eine unverhältnismäßig hohe Zahl von Pseudarthrosen und Osteomyelitiden ließ nach Modifikationen suchen. Weniger Komplikationen sah man bei Verkürzung der Späne und einer Überbrückung von nur 2 Bewegungssegmenten. Später wurde der einfache Albeesche Knochenspan durch H-förmige Knochenplatten (F. E. Stinchfield u. W. A. Sinton 1952, Abb. 8) oder durch die sogenannten Wäscheklammerspäne (D. M. Bosworth 1945) ersetzt. Dieses Verfahren bietet außerdem, wie G. Chapchal (1957) gezeigt hat, den Vorteil einer Erweiterung der Intervertebrallöcher (siehe Abb. 9). Von manchen Autoren wurden außerdem die Zwischenräume zu den Wirbelbögen durch feine Knochenspäne ausgefüllt. H. Kuhlendahl (1951) hat den „Wäscheklammerspan“ dahingehend modifiziert und vereinfacht, daß er lediglich einen Knochenkeil zwischen die Dornfortsätze brachte.

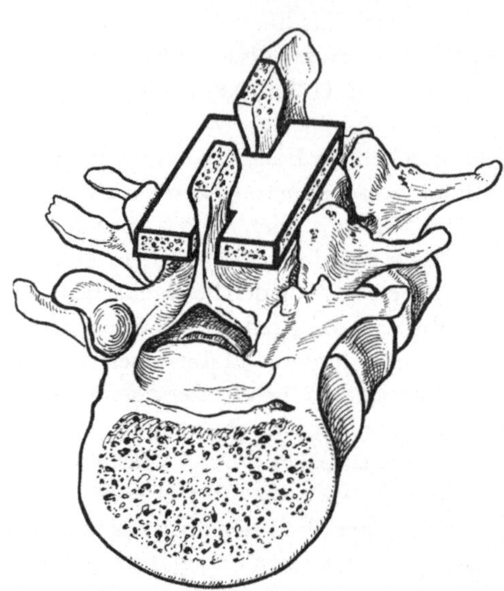

Abb. 8. Darstellung des sogenannten H-Span oder Wäscheklammerspan

Berichte über das spätere Schicksal der Patienten, die mittels einer der bisher genannten Versteifungsoperationen behandelt wurden, sind nicht sehr zahlreich und beziehen sich meist auf nur kleine Fallzahlen. Zum Teil handelte es sich um Versteifungsoperationen nach vorausgegangener Entfernung eines Bandscheibenvorfalles. Die Serien umfassen meist aber auch Fälle mit Mißbildungen, Fehlstellungen und Gefügelockerungen im Bereiche des lumbosacralen Übergangs. L. Unander-Scharin (1948) hat über $^2/_3$ guter Ergebnisse mit der Versteifung nach A. Henle berichtet

(46 Fälle). F. E. Stinchfield u. W. A. Sinton (1952) hatten unter 100 nachuntersuchten Fällen, die mit dem H-Span versorgt waren, 85% gute Ergebnisse bei nur 6% Pseudarthrosen. S. Spadea u. H. Hamlin (1952) erzielten ähnlich gute Ergebnisse mit einem dem Kuhlendahlschen Vorgehen entsprechenden Verfahren. Sie entnahmen den 3. lumbalen Dornfortsatz und versteiften das erkrankte Bewegungssegment, indem sie ihn als Keil zwischen die betreffenden Dornfortsätze einfügten.

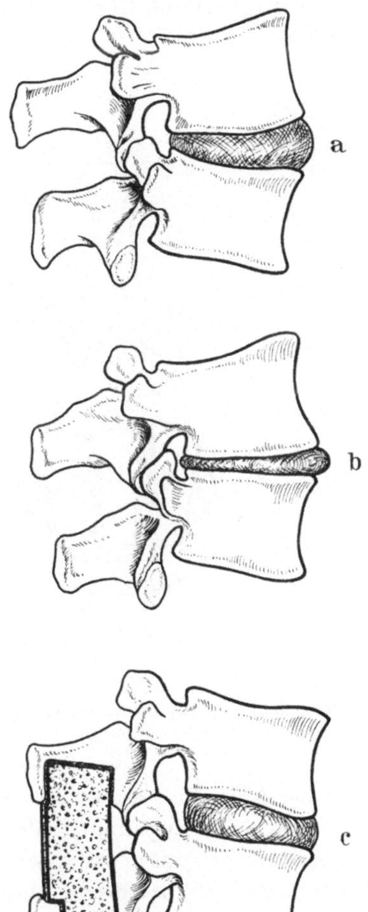

Abb. 9. Die Versteifung des Bewegungssegmentes durch Einkeilen eines H-Spans zwischen die Dornfortsätze bewirkt auch eine gewisse Erweiterung des zugehörigen Zwischenwirbelloches. Halbschematische Darstellung nach Chapchal. *a* Normale Verhältnisse. *b* Die Verschmälerung der Zwischenwirbelscheibe bedingt eine Verengung des Zwischenwirbelloches. *c* Durch den H-Span wird das verengte Zwischenwirbelloch erweitert

Die an Wirbelbögen und Dornfortsätzen angreifenden Versteifungsverfahren erfordern alle eine relativ lange postoperative Bettruhe und Ruhigstellung. Mit einer Wiederaufnahme körperlicher Arbeit kann nur selten vor Ablauf von 6 Monaten gerechnet werden. Einen anderen Weg beschritten J. D. Lane u. E. S. Moore (1948) sowie R. B. Cloward (1953) mit dem Verkeilen des Intervertebralspaltes durch Knochenstücke aus der Beckenschaufel (s. Abb. 10) von dorsal her oder von einem ventralen Zugang aus. Von den 300 Patienten, die Cloward nach seinem Verfahren operierte, wurden 85% geheilt. Vorteil dieser Methode ist eine sehr viel kürzere postoperative Ruhigstellung. Seine Patienten konnten schon im Mittel nach 1½ Wochen aus dem Krankenhaus entlassen werden. Stützmieder, Gipsverbände u. dgl. waren nicht erforderlich. Selbst körperlich schwer arbeitende Patienten sollen nach längstens 3 Monaten voll einsatzfähig gewesen sein. Die Methode Clowards hat anscheinend bisher keine größere Verbreitung gefunden, möglicherweise deshalb nicht, weil so gute Ergebnisse nur bei besonders ausgefeilter neurochirurgischer Operationstechnik erzielt werden können und der Eingriff wesentlich längere Zeit in Anspruch nimmt als die einfache Entfernung eines Bandscheibenvorfalls.

Alle Versuche, die Wirbelkörper durch Nageln oder Verschrauben zu fixieren (H. JUNGE 1951, J. B. PENNYBACKER 1951, E. A. NICOLL 1953, B. R. WILTBERGER 1957), brachten keine auf die Dauer befriedigenden Ergebnisse.

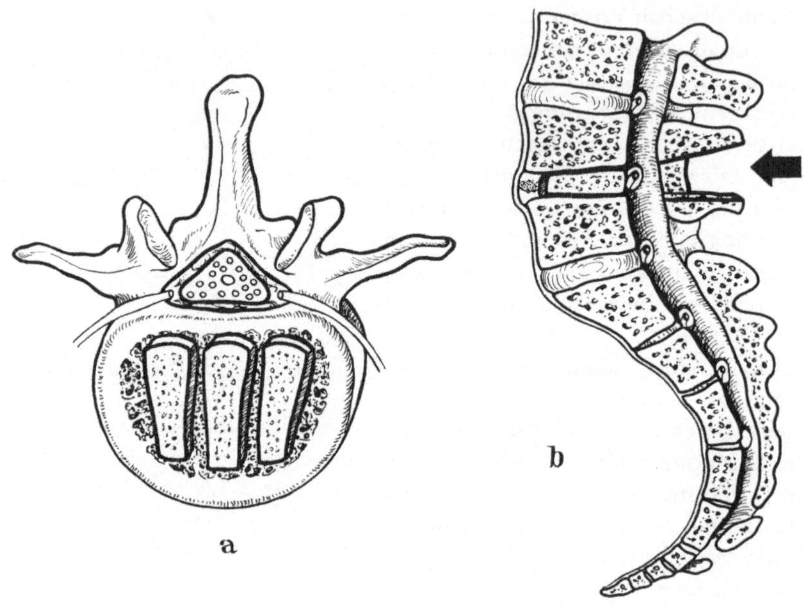

Abb. 10. Versteifung des Bewegungssegmentes durch Einkeilen von Knochenspänen in die ausgeräumte Zwischenwirbelscheibe: Verfahren nach CLOWARD. *a* Horizontalschnitt. *b* Sagittalschnitt

Die *Indikation zur operativen Versteifung* ist seit den ersten enthusiastischen Berichten in den Jahren 1940—1944, die mancherorts eine nahezu kritiklose Aktivität ausgelöst hatten, wesentlich eingeschränkt worden. H. H. KESSLER (1955) beschreibt eindrucksvoll den Weg von der ausschließlichen Versteifung über die Kombination von Prolapsentfernung und Fusion in einer Operation bis zu dem heute allgemein als zweckmäßig anerkannten Vorgehen, zunächst nur den Bandscheibenvorfall zu entfernen, um damit die Wurzelkompression zu beseitigen, und lediglich bei besonderer Indikation in einer 2. Sitzung die operative Versteifung anzuschließen. Aus einer großen Zusammenstellung von FRIBERG (zitiert nach H. H. KESSLER 1955) (20000 Fälle) ist zu ersehen, daß nur bei 4,8% aller Patienten eine operative Wurzelrevision mit Entfernung des Bandscheibenvorfalles ausgeführt wurde und daß 0,6% operativ versteift worden sind. Es handelt sich bei dieser Zusammenstellung allerdings lediglich um einen Spiegel des tatsächlich geübten therapeutischen Vorgehens, der keine Aussage darüber erlaubt, ob die damals gewählten Indikationen mit den heutigen Maßstäben übereinstimmen. Begrenzt man die operative Versteifung auf diejenigen Fälle, die nach Beseitigung der Wurzelkompression und ausreichender physikalischer Nachbehandlung immer noch erheblichere Wirbelsäulenlokalbeschwerden behalten, so bringt die dauerhafte Ruhigstellung der erkrankten Bewegungssegmente bei einer Anzahl dieser Patienten eine weitere Besserung des Behandlungsergebnisses (W. S. Mixter u. I. S. Barr 1934, S. Friberg, E. Severin 1943, S. Spadea u. H. Hamlin 1952, G. Røvig 1949 u. a.). Man muß sich allerdings davor hüten, die in dieser Gruppe gar nicht so seltenen Patienten mit psychogener Fehleinstellung erneut zu operieren. Wie H. H. Kessler (1955) in seiner Studie nachweisen konnte, sind zumindest in den USA Entschädigungstendenzen an dem unbefriedigenden Behandlungsergebnis maßgeblich beteiligt.

c) Versuch der Wurzelentlastung durch spezielle Lagerungsformen, intermittierende oder Dauerextension sowie durch Repositionsmaßnahmen

Nachdem die Wertigkeit des mechanischen Faktors für die Entstehung des Ischiassyndroms erkannt war, haben die verschiedenen Methoden der Entlastung der betroffenen Wurzel rasch den Heilplan bereichert. Während zunächst eine *Flachlagerung* auf harter Unterlage empfohlen wurde, welche die Wirbelsäule zu lordosieren sucht (H. Luckner 1948 u.a.), haben andere Autoren bessere Erfahrungen gemacht, wenn sie der Wirbelsäule die Möglichkeit der Kyphosierung gaben, und eine Stufenlagerung mit einem Beugungswinkel im Hüftgelenk von 45 Grad bevorzugt (B. A. Zuelzer 1949, E. Güntz 1958 u. a.). Tatsächlich gelingt es nach unseren Erfahrungen vielfach, mit einer solchen kyphosierenden Lagerung, bei der durch Unterschieben von Matratzenteilen unter die Unterschenkel ein Winkel zwischen Rumpf und Oberschenkel bis zu 90 Grad erreicht wird, radikuläre Reizerscheinungen rasch zum Verschwinden zu bringen (Abb. 11). Maßstab für die im Einzelfall günstige

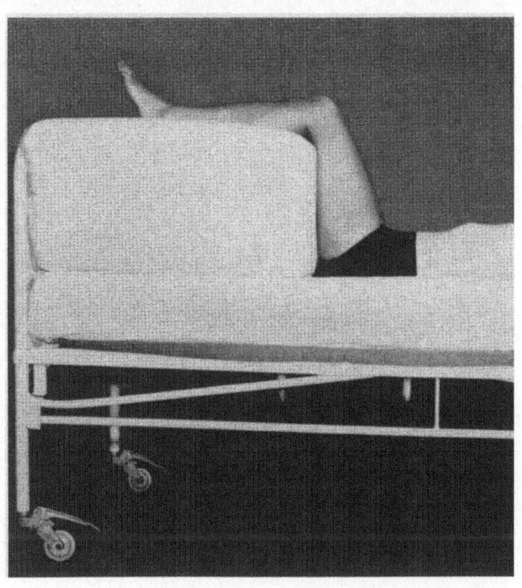

Abb. 11. Stufenlagerung

Entlastungshaltung ist stets das Verschwinden der neuralgischen Symptome (K. GIULIANI 1954, A. N. WITT 1954 u. a.), die auch uns als Warnzeichen für den noch bestehenden Wurzelkontakt gelten. H. SCHACHTSCHNEIDER hatte schon im Jahre 1936 bei Leichenversuchen das Zurückgleiten von Bandscheibenprotrusionen durch Kyphosierung der Lendenwirbelsäule nachweisenkönnen. Diese Beobachtungen wurden später beim Lebenden myelographisch bestätigt (S. DE SÈZE u. J. LEVERNIEUX 1948). HANRAETS konnte an Vergleichsserien zeigen, daß dann, wenn unter Lagerungsbehandlung die Schmerzen nicht innerhalb von längstens 2 Wochen abklingen, von einer Fortsetzung dieser Therapieform keine weitere Verbesserung des Ergebnisses erwartet werden kann.

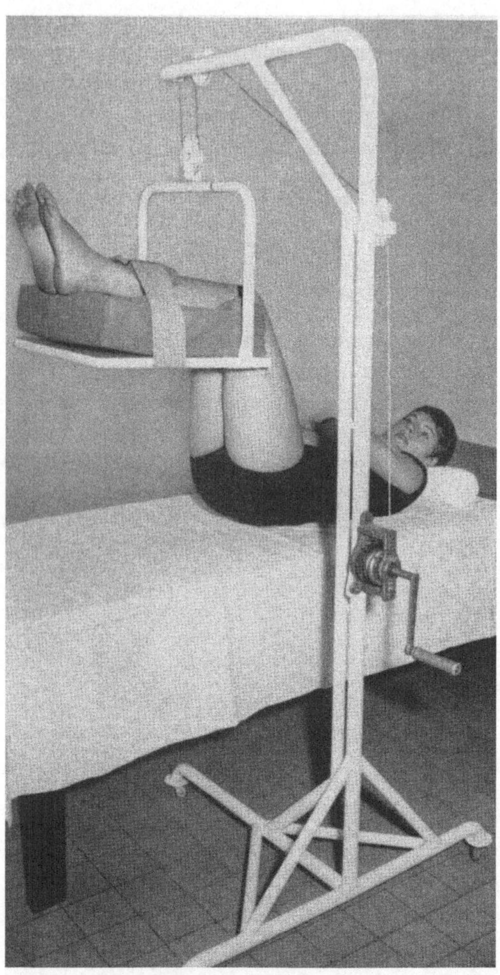

Abb. 12. Das Perlsche Gerät

Gelingt es nicht, den Schmerz durch einfache Lagerung innerhalb weniger Tage zu beseitigen, dann bietet sich als nächste Behandlungsstufe die verstärkte Wurzelentlastung durch *Anlegen einer Dauerextension* (CH. DÜLTGEN 1952, A. PAPERNITZKI 1953, F. ENDLER 1956 u. a.). Bei der Vielzahl der für die Extensionsbehandlung angegebenen Geräte soll lediglich auf einige Grundsätze eingegangen werden, die hierbeachtenswert erscheinen. Zunächst ist eine feine Dosierbarkeit des angewandten Zuges dringend erforderlich, um den Nutzen dieser Maßnahme nicht in eine Tortur zu verkehren. Eine optimale Dosierung setzt voraus, daß ein nicht zu großer Teil der aufgewendeten Kräfte durch Reibung verlorengeht oder zumindest unkontrollierbar bleibt. Außer dem vielerorts eingebürgerten *Perlschen Gerät* (E. WEBER 1953) (Abb. 12), das allerdings vorwiegend der intermittierenden Extension dient, und dessen Modifikationen (W. KLÖPFER 1953 u. a.) hat sich uns in erster Linie das von K. DAUBENSPECK (1953) angegebene *Schlittenextensionsbett* bewährt (Abb. 13), das — ohne Belastung mit Zusatzgewichten — allein durch den Ansteigewinkel des Fußendes das Ausmaß des Zuges bestimmt. Der Zug selbst wird am besten vom Becken-

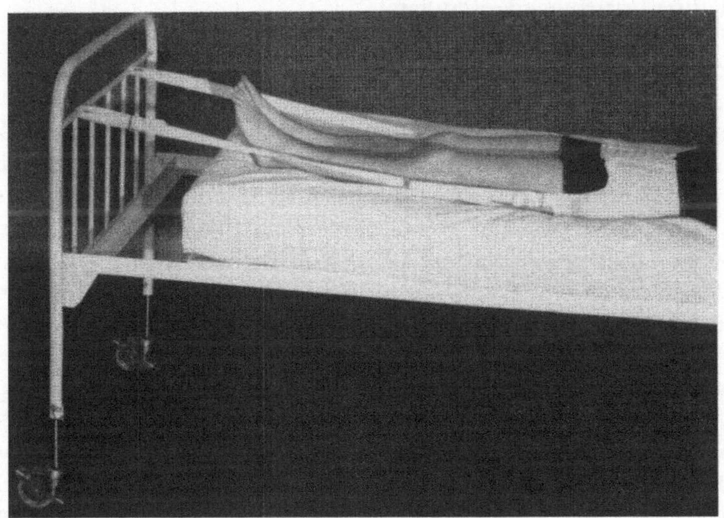

Abb. 13. Das Schlittenextensionsbett nach DAUBENSPECK

kamm her ausgeführt. Hierzu bedienen wir uns eines Mieders, das mit Gurten am Unterteil des Bettes befestigt werden kann. Auf diese Weise läßt sich eine Extension an den Beinen vermeiden, die ohnehin durch die schmerzhafte Muskelkette für derartige Maßnahmen weniger geeignet sind. Die Anwendung des Extensionsbettes bietet den weiteren Vorteil, die Extremitäten auch unter dem Zuge lagern zu können, so daß die für die Wurzelentlastung optimale Wirbelsäulenhaltung in Lordose oder mehr oder weniger ausgeprägter Kyphose eingenommen werden kann.

E. WEBER (1953) und HARFF (1956) haben sich für *intermittierende Extensionsmaßnahmen* ausgesprochen. Während der sonst strengen Bettruhe läßt E. WEBER (1953) mit Hilfe des Perlschen Gerätes 2mal täglich für 10 min extendieren. Auch W. KLÖPFER (1953) bedient sich einer ähnlichen Technik, indem er einen Schemel unter die Kniekehle des im Bett liegenden Kranken schiebt und mit einem breiten Gurt das Gesäß über einen Flaschenzug vorsichtig anhebt. Die intermittierende Extension wird vielfach auch unter Benützung eines Schrägbettes oder Kipptisches ausgeführt. KLÖPFER räumt ein, daß in Einzelfällen eine Lordoselagerung erforderlich sei und hat z. T. mit einem Wechsel zwischen Lordose und Kyphose gute Erfahrungen gemacht. Einem derartigen abrupten Wechsel der Grundlagerung widerspricht E. WEBER (1953) jedoch lebhaft und weist auf die Gefahr hin, dadurch die Protrusion zu verstärken und gegebenenfalls einen echten Prolaps mit Paresen hervorzurufen. Über Ergebnisse der intermittierenden Extensionsbehandlung haben E. RICHTER (1953) sowie W. B. PARSONS u. I. D. CUMMINGS (1957) berichtet. Bei 80 bis 90% ihres Krankengutes erreichten sie befriedigende Resultate.

Manuelle Extensionsmaßnahmen im Rahmen der krankengymnastischen Behandlung werden u. a. von E. GRABKA (1950) angegeben. Hier wird der Zug an Armen und Beinen der betroffenen Seite ausgeübt, später durch Hang an Ringen oder am Trapez erhöht und sogar, wenn nötig, durch weiteren manuellen Zug verstärkt. Ch. DÜLTGEN (1952) rät bei erheblichen Schmerzzuständen zu einer Dauerextension von 2—3 Wochen und empfiehlt in der Nachbehandlung intermittierende Extensionsmaßnahmen an der schrägen Schwebebank oder an der Sprossenwand.

Übungen und spezielle Handgriffe mit dem Ziel der Reposition sind in mannigfachen Variationen beschrieben worden. Zum Teil werden sie nur noch unter Aufsicht von Krankengymnastinnen und Masseuren ausgeführt, zum Teil gehören sie zum therapeutischen Rüstzeug von Laienbehandlern und Chiropraktikern. In diesem Zusammenhang sind u. a. die Abt-Keeganschen Übungen zu erwähnen, die in Deutschland durch die Veröffentlichungen von H. KÖBCKE (1946) u. von H. LUCKNER (1948) bekannt geworden sind. Das einfache Übungsmuster besteht darin, durch Anziehen des von der Ischialgie betroffenen Beines an die Brust eine extreme Kyphosierung hervorzurufen, die unter kräftig stoßender Streckung des Beines in eine Lordosehaltung zurückgeführt wird. H. LUCKNER konnte bei $^2/_3$ seines Krankengutes, insbesondere bei frischen Fällen, über gute Resultate berichten. Er empfahl für die Nachbehandlung einige Tage Bettruhe und für 3 Wochen einen elastischen Dachziegel-Klebeverband der Lendengegend.

Eine kritische Auseinandersetzung mit den *chiropraktischen Methoden* im engeren Sinne brachte der 43. Kongreß der Deutschen Orthopädischen Gesellschaft im Jahre 1955. Obwohl SELL (1956) u. a. versuchten, die pathophysiologischen Grundlagen vertebraler Krankheitsbilder und gezielter manueller Eingriffe darzulegen, sind gewichtige kritische Äußerungen unwiderlegt geblieben (M. LANGE 1956, K. LINDEMANN 1956 u. a.). Die Diskussion wurde vor allem dadurch erschwert, daß die pathophysiologischen Gedankengänge vielfach der notwendigen naturwissenschaftlichen Präzision entbehrten. Auch waren die Behandlungsergebnisse nicht hinreichend nach Syndromen und Dauerresultaten aufgeschlüsselt. Eine Ausnahme bildeten lediglich die katamnestischen Erhebungen einiger Universitätskliniken, in denen chiropraktische Maßnahmen allein oder in Verbindung mit anderer konservativer Behandlung ausgeführt worden waren (K. LINDEMANN 1956, F. W. RATHKE u. W. HEIPERTZ 1956, SERG 1956). Schlüsselt man mit LINDEMANN, RATHKE und HEIPERTZ die Resultate nach dem klinischen Befund zu Beginn der Behandlung auf, so ergeben sich deutliche Unterschiede je nachdem, ob es sich um leichte Wirbelsäulenbeschwerden ohne objektiven Befund, um klassische Lumbagofälle oder um radikuläre Syndrome handelte. Während in der ersten Gruppe $^5/_6$ geheilt wurden, sank die Zahl der Heilungen in der 2. Gruppe auf $^2/_3$ und bei radikulärer Symptomatik sogar auf die Hälfte. Bei der Bewertung ist natürlich zu berücksichtigen, daß die Fälle der 1. und 2. Gruppe erfahrungsgemäß auch bei anderer Behandlungsweise durchweg eine gute Prognose bieten. Übereinstimmend damit betont SERG (1956), daß die sonstigen konservativen Therapieformen durch chiropraktische Maßnahmen keineswegs verdrängt werden können.

Zweifellos kommt L. ZUKSCHWERDT (1959) das Verdienst zu, die zunächst manchmal mehr weltanschaulich als wissenschaftlich gefärbten Auseinandersetzungen zwischen einzelnen chiropraktischen Lehrmeinungen und der Schulmedizin in einen sachlichen Bereich gebracht zu haben. ZUKSCHWERDT hat, auf den Arbeiten von G. TÖNDURY (1958) fußend, die klinische Bedeutung der Blockierung — allerdings möchten wir unter dem Begriff „Blockierung“ nicht nur eine mechanische, sondern auch die weit häufigere reflektorisch-muskuläre Bewegungssperre verstehen — der kleinen Wirbelgelenke analysiert. Ein Teil der Erfolge chiropraktischer Maßnahmen beruht darauf, daß selbst dann, wenn die Blockierung nur einen Teilfaktor bei der Entstehung des klinischen Syndroms ausmacht, ohne selbst primäre Ursache zu sein, dieser Teilfaktor beseitigt werden kann. Bezüglich der chiropraktischen Technik verweisen wir auch auf die Darstellung von W. PEPER (1953).

Vielfach wird betont, daß der normale Muskeltonus des nicht narkotisierten Patienten einen gewissen Schutz gegen allzu unphysiologische Redressionsbewegungen bedeute und deshalb die Komplikationen zu verhindern helfe (L. ZUKSCHWERDT 1953, A. BÄKER 1954 u. a.). Trotzdem sind Caudasyndrome und isolierte Wurzelausfälle nach derartigen Eingriffen immer wieder beobachtet worden (A. BÄKER; B. H. BURNS u. R. H. YOUNG 1947, J. B. PENNYBAKER 1951, H. H. KESSLER 1955 u. a.).

Wenn L. ZUKSCHWERDT (1953), A. BÄKER (1954), SELL (1956), G. GUTMANN (1960) am eigenen Krankengut derartige Komplikationen nicht gesehen haben, so erklärt sich dieses günstige Ergebnis wahrscheinlich nicht nur durch eine besonders schonende und ausgefeilte Technik, sondern vor allem auch durch eine sorgfältige diagnostische Klärung und entsprechende Auslese der Patienten. Ein eindeutiger Bandscheibenvorfall wird heute, wie kürzlich G. GUTMANN (1960) betont hat, eher als eine Kontraindikation für chiropraktische Handgriffe angesehen. Hauptanwendungsgebiet ist die fixierte Fehlhaltung der Wirbelsäule ohne radikuläre Symptomatik. Gelegentliche günstige Einflüsse selbst bei leichten Wurzelreizerscheinungen werden, ähnlich wie dies auch für die analgetischen Maßnahmen gilt, damit erklärt, daß durch Lösen der „muskulär-dynamischen Zwinge" eine unvollständige Bandscheibenvorwölbung zurückgleiten kann.

Repositionsmaßnahmen in Narkose gehören heute zum Rüstzeug der meisten orthopädischen Kliniken. Im Gegensatz zu der eigentlichen Chiropraxis sind hierüber in letzter Zeit zahlreiche Veröffentlichungen erschienen, die sowohl hinsichtlich Indikation und Technik wie auch der Ergebnisse einen Überblick über die Leistungsfähigkeit ermöglichen. Auch entsprechen die zugrundeliegenden pathophysiologischen Vorstellungen dem heutigen Stand der Kenntnisse von den Störungsmöglichkeiten, wie sie im Bereich der Wirbelsäulenbewegungssegmente gegeben sind.

Die ersten Anfänge der redressierenden Maßnahmen sind allerdings noch unter anderen Begründungen praktiziert worden. Hierher gehört zweifellos die sogenannte Ischiasdehnung, die bereits in den Zwanzigerjahren angewendet wurde. Eine Hyperlordosierung in Narkose (ventraler Durchhang) wurde erstmalig im Jahre 1931 von Kemal Muheddin angegeben und unabhängig von ihm im Jahre 1936 erneut von O. Dittmar empfohlen. Auf diesen Anfängen fußt die im Jahre 1937 von H. H. Mutschler beschriebene Technik des Redressement in Narkose, die im folgenden mit kleinen Modifikationen von vielen Orthopäden übernommen wurde (L. Dyck 1950, K. Giuliani 1950, K. Idelberger 1951, G. Schöler 1951, A. Bäker 1954, M. R. Francillon 1954, H.-O. Hardt 1954, J. Weiss u. F. Brussatis 1955, K. Lindemann 1956, F. W. Rathke u. W. Heipertz 1956, E. Busack 1958). Insgesamt ist die Tendenz zu erkennen, weniger gewaltsame Bewegungen anzuwenden als vielmehr durch Zug und Lockerung in völliger Muskelentspannung die Reposition des Vorfalles zu erleichtern. Die von allen Autoren als erforderlich erachtete anschließende Ruhigstellung wird entweder durch ein Gipsmieder erreicht oder durch nachfolgende Dauerextension gewährleistet. Bei geglückter Reposition kann nach 2—6 Wochen die Wirbelsäule unter dem Schutz eines Drellmieders vorsichtig zunehmend belastet werden. Ob bei unbeeinflußten Schmerzzuständen eine Wiederholung des Redressements zu empfehlen ist, wird nicht einheitlich beurteilt. F. W. Rathke und W. Heipertz (1956) sahen in solchen Fällen keine überzeugenden Erfolge, während sowohl M. R. Francillon (1954) als auch E. Busack (1958) über eine gewisse Verbesserung der Ergebnisse berichten konnten.

Viele Autoren, wie beispielsweise K. Lindemann, sehen die günstigsten Aussichten für das Redressement beim frischen Bandscheibenvorfall und halten ein kontinuierliches Beschwerdebild von mehr als 6—9 Monaten für eine relative Kontraindikation. Bei rezidivierenden Beschwerden scheint dagegen die Dauer der Anamnese für den Behandlungserfolg nicht belangvoll zu sein (J. WEISS u. F. BRUSSATIS). Die meisten Autoren wollen außerdem die Maßnahme ausdrücklich auf Wirbelsäulenlokalsyndrome mit allenfalls leichten radikulären Reizerscheinungen, aber ohne Wurzelausfälle, beschränkt wissen. Wie E. BUSACK gezeigt hat, sind tatsächlich die Behandlungsergebnisse in der zuletzt genannten Gruppe eindeutig schlechter. E. GÜNTZ (1958) betont ausdrücklich: „Bei Wurzelsymptomen sind solche Maßnahmen im allgemeinen kontraindiziert." J. WEISS u. F. BRUSSATIS (1955) hatten vor dem Redressement in vielen Fällen Liquoruntersuchungen durchgeführt und bei Nachuntersuchungen feststellen können, daß Fälle mit lumbalen Eiweißvermehrungen auf mehr als 45 mg-% durch das Redressement nicht gebessert wurden. Sie haben später diese Gruppe gleich der operativen Behandlung zugeführt.

Leider stehen den positiven Ergebnissen zwar relativ seltene, aber in ihren Auswirkungen für den Patienten sehr gewichtige Gefahren gegenüber. H. KUHLENDAHL u. V. HENSELL (1958) berichteten über 5 schwere Caudaschädigungen innerhalb der letzten 2 Jahre, die als Folge von außerhalb ihrer Klinik ausgeführten Repositionsversuchen aufgetreten waren und neurochirurgisches Eingreifen erforderlich machten. Gleichartige Beobachtungen haben K. IDELBERGER (1951), M. R. FRANCILLON (1954), J. WEISS u. F. BRUSSATIS (1955), K. LINDEMANN u. K. ROSSAK (1959), u. a. mitgeteilt. Um eine solche Komplikation mit einiger Aussicht auf Erfolg beherrschen zu können, muß die operative Wurzelentlastung innerhalb von Stunden angeschlossen werden.

Das Redressement ist deshalb nur dann vertretbar, wenn es im Rahmen der stationären Behandlung ausgeführt wird, wenn ferner der neurologische Befund, insbesondere das Caudagebiet unmittelbar nach dem Aufwachen aus der Narkose überprüft wird und ein mit neurochirurgischer Technik vertrauter Operateur im Komplikationsfall sofort eingreifen kann.

Kritisch ausgewertete *Nachuntersuchungsergebnisse des Redressements in Narkose*, bei denen überwiegend die erwähnten Indikationen und Kontraindikationen der Behandlung schon berücksichtigt wurden, sind in Tab. 2 zusammengefaßt. Die positiven Ergebnisse streuen zwischen 62 und 93%. Die recht große Zahl günstiger Heilverläufe hat dem Redressement einen selbständigen Platz unter den „konservativen" Heilverfahren erobert. Dabei muß allerdings erneut hervorgehoben werden, daß der Versuch einer derartigen Behandlung nur bei relativ frischen Fällen ohne erheblichere radikuläre Symptome gerechtfertigt ist. Innerhalb dieser Gruppe sind zwar erfahrungsgemäß ohnehin häufiger Spontanheilungen zu beobachten, doch kann das Redressement offensichtlich das Abklingen der Beschwerden wesentlich beschleunigen. Beim Abwägen der Indikation muß berücksichtigt werden, daß die Belastung des Patienten derjenigen einer mittelschweren

Tabelle 2. *Ergebnisse des Redressement in Narkose (Berichte des Schrifttums)*

Autor	Zahl der Fälle	Ergebnisse		Komplikationen
		befriedigend	unbefriedigend	
Busack	93*	62%	22%	gelegentlich vorübergehende Stuhl- und Harnverhaltung
Giuliani	100	93%	7%	1 Fall mit Ileus
Idelberger . .	78	87%	13%	
Lindemann und Rossak	120	90%	10%	1 Fall mit Caudasyndrom
Rathke und Heipertz	71	83%	17%	
Weiss und Brussatis	102	75%	25%	3 Fälle mit Ileus, 3 Fälle mit Beinvenenthrombosen und Embolie 8 Fälle mit Caudasyndrom, 10% mußten anschließend operiert werden

* 16% Spontanheilungen nach anfänglichem Rezidiv.

Operation gleichkommt (J. Weiss u. F. Brussatis 1955). Neben den seltenen Caudasyndromen sind vorübergehende Darmlähmungen, Thrombosen, Embolien u. dgl. wiederholt beschrieben worden.

Abgesehen von der speziellen Gruppe der Redressements läßt sich ein Überblick über die *Spätergebnisse konservativer Behandlung* nur aus großen Sammelstatistiken gewinnen. Dabei ist allerdings nur selten nach klinischen Syndromen und nach Art und Dauer der angewandten Heilmaßnahmen unterschieden worden. Neben der fast überall üblichen Bettruhe sind meist auch antiphlogistisch-analgetische Maßnahmen und daneben in wechselndem Umfang spezielle Lagerungen, Extensionen und fixierende Behandlungsformen verwendet worden. In der Regel ist es nachträglich nicht möglich, die Ergebnisse einer einzelnen Behandlungsweise zuzuordnen. Oft waren die Autoren sogar bestrebt, die Erfolge kombinierter konservativer Maßnahmen der Leistungsfähigkeit der operativen Wurzelentlastung gegenüberzustellen. Da kasuistische Beiträge und Berichte über kleine Serien (L. Kirstein 1945, H. Bäker 1952, E. H. Larsen u. K. Kristoffersen 1956 u. a.) hier nur von geringem Wert sind, haben wir derartige Veröffentlichungen in einer tabellarischen Übersicht (Tab. 3) nicht berücksichtigt. In einigen Berichten über größere Serien wird lediglich zwischen symptomfreier Heilung und verbliebenen Restbeschwerden, motorischen Störungen oder Rezidiven unterschieden. Dabei ist leider nicht zu ersehen, bei wieviel Patienten der Gruppe mit Restbeschwerden die verbliebenen Symptome noch Krankheitswert hatten (B. H. Burns u. H. H. Young). Solche Serien sind deshalb ebenfalls nicht in die Tabelle aufgenommen worden. Uns erschien es wichtig, bei der Erfolgsbeurteilung auch die sozialen Auswirkungen zu erfassen. Wir haben deshalb Fälle mit symptomfreier Heilung und erträglichen Restbeschwerden unter dem Begriff „befriedigend“ zusammengefaßt und folgen damit den Gesichtspunkten, die bei den meisten Statistiken operativer Behandlungsergebnisse führend gewesen sind.

Tabelle 3. *Ergebnisse konservativer Behandlungsmaßnahmen beim Lumbago-Ischias-Syndrom (Berichte des Schrifttums)*

Autor	Zahl der Fälle	Ergebnisse	
		befriedigend	unbefriedigend
Boman	186*	64%	36%
Brahme	580	86%	14%
Durbin	147*	66%	34%
Ekvall	74	64%	36%
Hardt	110*	65%	35%
Krischek	150	74%	26%
Kuhlendahl und Kunert	70*	70%	30%
Kuhns	843	91%	9%
Shinners und Hamby	200	86%	14%
Smith de Forest	Keine Angaben**	90%	10%

* Schwere Fälle, überwiegend mit Wurzelbeteiligung.
** Ausschließlich Fälle mit Lumbago-Syndrom ohne Wurzelerscheinungen.

Man sieht aus der tabellarischen Übersicht, daß die befriedigenden Ergebnisse zwischen 64% und 91% streuen. Serien, in denen überwiegend Fälle von Lumbagobeschwerden zusammengefaßt sind, zeigen eindeutig bessere Resultate als solche, die ausschließlich Patienten mit radikulärer Symptomatik umfassen. Auch bei gleichen Syndromen sind zweifellos noch unterschiedliche Schweregrade für den Erfolg konservativer Behandlungsmaßnahmen bedeutsam, so daß abweichende Ergebnisse nicht ohne weiteres auf die angewandten Therapieformen bezogen werden können.

Dies geht etwa aus der Arbeit von Z. Taneri u. W. Umbach (1958) hervor. Bei der Nachuntersuchung von 70 konservativ und 73 operativ behandelten Fällen eines Krankengutes mit besonders schweren radikulären Erscheinungen (31% motorische Ausfälle) konnten die Paresen durch konservative Therapie nur bei einem Drittel der Kranken gebessert werden, während die vergleichbare Zahl nach operativer Behandlung mit $^2/_3$ gebesserter Fälle wesentlich günstiger liegt. Unabhängig von den motorischen Ausfällen spiegelt sich die Überlegenheit des operativen Vorgehens auch in den Gesamtverläufen wider. Von den konservativ behandelten konnten nur 50% geheilt oder gebessert werden, während 50% unbefriedigend blieben. Demgegenüber wurden 83% der Operierten geheilt oder gebessert und nur bei 17% blieb das Ergebnis unbefriedigend.

Wenn man von den hier wiedergegebenen Untersuchungen absieht, bei denen offenbar auch Patienten mit schwerwiegenden Wurzelausfällen trotz Therapieresistenz konservativ behandelt wurden, so kann doch im allgemeinen unterstellt werden, daß sich der Vergleich konservativ und operativ behandelter Serien auf ein unterschiedlich ausgelesenes Krankengut bezieht. Dieser Gesichtspunkt ist zu beachten, wenn man die Wirksamkeit konservativer Maßnahmen den Operationsstatistiken gegenüberstellt; denn heute wird ganz allgemein in einer vergeblichen konservativen Vorbehandlung eine der wesentlichen Indikationen zum operativen Vorgehen gesehen. Die operierten Fälle würden deshalb in der Regel aus der Spalte „unbefriedigend" unserer Tabelle 3 stammen. S. Friberg hat beispielsweise in seinem Gesamtkrankengut von 20000 Fällen nur bei 919 Kranken (4,8%) die Indikation zur operativen Wurzelentlastung für gegeben erachtet.

d) Operative Wurzelentlastung durch Entfernen des Bandscheibenvorfalles

Obwohl schon Fedor Krause im Jahre 1909 die erfolgreiche Operation eines Bandscheibenvorfalles durchführte und weitere Einzelberichte aus der Mayo-Clinic (A. W. Adson 1922) sowie von B. Stookey (1928), W. E. Dandy (1929) und von T. Alajouanine u. D. Petit-Dutaillis (1930) erschienen, wurde die operative Behandlung des Ischiasleidens in Europa nur sehr zögernd aufgegriffen. F. Jaeger, der selbst schon 1939 über erfolgreich operierte Fälle berichten konnte, hat die Marksteine der Entwicklung in seiner ersten Monographie (1951) klar aufgezeigt. In der Anfangszeit, als ohnehin vorwiegend Patienten mit Caudasyndromen der operativen Behandlung zugeführt wurden, war die doppelseitige Laminektomie das Verfahren der Wahl. Erst gegen Ende der Zwanzigerjahre hat B. Stookey die schon im Jahre 1902 von L. Bonomo entwickelte Technik der Hemilaminektomie zur Operation von Bandscheibenvorfällen übernommen. In dem Bestreben, die Statik der Wirbelsäule möglichst wenig zu beeinträchtigen und die Wirbelbögen zu schonen, hat schließlich J. G. Love im Jahre 1939 den interlaminären Zugang empfohlen, der seitdem von vielen Operateuren benutzt wird.

Leider ist zunächst nicht immer mit klarer *Indikation* operiert worden, wie dies oft bei neu eröffneten Behandlungswegen geschieht. Manche Sammelstatistiken, die an die Zeit der ersten großen Operationsfreude und unscharfer Indikationen erinnern (H. C. Marble u. W. A. Bishop 1945; A. P. Sitken u. C. H. Bradford 1947) (s. Tab. 4), haben zu berechtigter Kritik an der damaligen Anzeigestellung herausgefordert. Tatsächlich sind solche Ergebnisse nicht imstande, über die Leistungsfähigkeit der operativen Wurzelrevision mit den heute allgemeinüblichen Auswahlprinzipien und der inzwischen ausgefeilten Operationstechnik zu entscheiden.

Tabelle 4. *Nachuntersuchungsergebnisse operierter Bandscheibenschäden im Rahmen der Arbeiterunfallversicherung (Workmen's Compensation)*

Autor	Jahr	Zahl der Fälle	davon bestätigte Vorfälle	Ergebnisse			Bemerkungen
				sehr gut und befriedigend	mäßig gebessert	unbefriedigend	
AITKEN u. BRADFORD (veröffentl. von AITKEN u. BRADFORD 1947 u. von AITKEN 1952)	1940 bis 1947	211	63%	35%	38%	25%	21% (33%)* wurden nachoperiert. 25% (49%) nach 2 bis 8 Jahren noch nicht im Arbeitsprozeß.
AITKEN	1952	200	82%	45% (26%)[1]	21% (26%)	33% (47%)	25% Nachoperationen. Durchschnittliche Arbeitsunfähigkeit = 17½ (22) Monate. 16% (20%) wurden nicht arbeitsfäh.
MARBLE u. BISHOP	1945	92	75%	37%	10%	53%	53% waren länger als ein Jahr arbeitsunfähig.
MARBLE u. BISHOP	1949	113	85%	66%	—	34%	Die Pat. mit ungünstigen Ergebnissen brauchten 1—3 Jahre bis zur Wiederaufnahme von Arbeit.**

* Die in Klammern gesetzten Zahlen beziehen sich auf die operativ nicht bestätigten Fälle.

** Aufschlüsselung nach Fachgebieten der Operateure ergab die besten Ergebnisse bei den Neurochirurgen (76%), die auch die größte Zahl der Pat. operiert hatten. Es folgten die Orthopäden mit 59%, Allgemeinchirurgen mit 58% und andere mit 56%.

Die älteren Statistiken geben auch deshalb ein ungünstigeres Bild, weil das Krankengut einseitig nach dem Kostenträger (Workmen's Compensation) zusammengesetzt ist und nicht unter annähernd gleichen Bedingungen in den großen Spezialkliniken operiert wurde. Die Ergebnisse wurden sicher auch durch Entschädigungsansprüche maßgeblich beeinflußt (H. H. KESSLER 1955).

Weit zuverlässigere Einblicke übermitteln die in Tabelle 5 zusammengestellten Statistiken einzelner Kliniken oder Operateure. Wir haben nur solche Übersichten aufgenommen, die sich auf mehr als 80 Fälle beziehen. Ein Teil der Katamnesen ist meist durch persönliche Nachuntersuchungen der Autoren, ein weiterer Teil durch Fragebögen gewonnen worden. Beide Wege scheinen gleich zuverlässige Ergebnisse zu bringen. Daß die Gruppe der katamnestisch erfaßten Patienten einen repräsentativen Querschnitt der Gesamtergebnisse vermittelt, hatten I. GUILLAUME u. P. JANNY (1953) an ihrem großen Krankengut überzeugend nachweisen können.

Für die Auswertung der Tabelle schien es uns wichtig, auch den Zeitpunkt der jeweiligen Veröffentlichung anzugeben. Hinter der Zahl der

Tabelle 5. *Spätergebnisse von Operationen wegen Bandscheibenvorfall. Berichte des Schrifttums*

Autor	Jahr	Zahl der Fälle	Ergebnisse: sehr gut und befriedigend	Ergebnisse: mäßig gebessert	Ergebnisse: unbefriedigend	Bemerkungen
ALFRED	1951	130 (11%)*	87%	—	13%	Operierte nur Fälle mit radikulärer Symptomatik. 9% Nachoperationen**, 5% bestätigte Rezidive in gleicher Höhe.
BARR	1947	114	73%	—	27%	Ohne gleichzeitige Wirbelversteifung.
		80	80%	—	20%	Mit gleichzeitiger Wirbelversteifung. 1 Fall mit tödlicher Lungenembolie. Eine Aufschlüsselung der Ergebnisse nach Rücken- und Beinbeschwerden zeigt, daß beide Operationsverfahren jedes dieser Syndrome günstig zu beeinflussen vermag. Die Resultate lagen nach kombinierter Operation etwas günstiger.
BURNS und YOUNG	1947	310	80%	11%	9%	Das Material umfaßte 12% Fälle mit reinem Wirbelsäulenlokalsyndrom, die auf konservative Behandlung nicht ansprachen. In dieser Gruppe fanden sich zu 92% ebenfalls eindeutige Bandscheibenvorfälle.
BUSCH u. Mitarb.	1950	758	90%	—	10%	Der Bericht behandelt ausschließlich operativ bestätigte Bandscheibenvorfälle. 1% Nachoperationen.
DECKER und SHAPIRO	1957	265 (15%)	92% (89%)	— —	8% (11%)	Nur Fälle mit radikulärer Symptomatik.
DIEMATH u. HEPPNER	1958	85	73%	19%	8%	
ECTORS	1949	100	92%	—	8%	
EYRE-BROOK	1952	116 (10%)	84%	—	16%	Nur Fälle mit radikulärer Symptomatik. Die Wurzelsymptome konnten bis auf 3% beseitigt werden. 2% bestätigte Rezidive in gleicher Höhe.

* Die in Klammern angegebenen Zahlen beziehen sich auf die operativ nicht bestätigten Fälle.

** Spanversteifungen werden jeweils gesondert erwähnt und fallen deshalb hier nicht unter den Begriff „Nachoperationen".

Tabelle 5 (Fortsetzung)

Autor	Jahr	Zahl der Fälle	Ergebnisse: sehr gut und befriedigend	Ergebnisse: mäßig gebessert	Ergebnisse: unbefriedigend	Bemerkungen
FALCONER u. Mitarb.	1948	100 (0%)	72%	23%	5%	23% Fälle mit reinem Wirbelsäulenlokalsyndrom, die auf konservative Behandlung nicht ansprachen. 14% Nachoperationen, 8% bestätigte Rezidive in gleicher Höhe.
FRIBERG . .	1947/48	800	84%	—	16%	
GRANT . .	1946	229 (12%)	90%	—	10%	
GUILLAUME und JANNY .	1953	1000 (6%)	85%	8%	7%	Nur Fälle mit radikulärer Symptomatik. 5% Nachoperationen, 1% Rezidive in gleicher Höhe. 4% sekundäre Spanversteifungen.
HANRAETS . .	1959	2000	70—82%	—	18—30%	Gesamtkrankengut
	1959	200	60%	25%	15%	Herniotomien
	1959	200	77%	14%	9%	Herniotomien + Revision sonstiger krankhafter Veränderungen (OVERHAUL).
JAEGER . . .	1951	92	80%	20%	—	
JUNGE	1951	150	88%	—	12%	
KNUTSON und WIBERG	1958	251 (13%)	95%	—	5%	Nur Fälle mit radikulärer Symptomatik. 7% Nachoperationen, 4% bestätigte Rezidive in gleicher Höhe.
KRAYENBÜHL bzw. WEBER	1950	459	79%	11%	10%	11% Nachoperationen.
KRISCHEK . .	1955	114 (32%)	50%	—	50%	
KUHLENDAHL .	1953	200	90%	—	10%	3 Fälle mit nicht letalen Thrombo-Embolien. Keine Mortalität. 7% bestätigte Rezidive.
LENHARD (DANDYS Krankengut)	1947	483	83%	—	17%	Die Ergebnisse waren unabhängig davon, wie radikal die Zwischenwirbelscheibe ausgeräumt worden war. 2% Nachoperationen.
LOVE	1947	987	90%	—	10%	0,25% Mortalität. 5% Rezidive. 12% Kombination mit gleichzeitiger Wirbelversteifung.

Tabelle 5 (Fortsetzung)

Autor	Jahr	Zahl der Fälle	Ergebnisse			Bemerkungen
			sehr gut und befriedigend	mäßig gebessert	unbefriedigend	
O'CONNELL	1950	500	92%	—	8%	0,4% Mortalität. 2% Wundinfektionen. 7% bestätigte Rezidive in gleicher Höhe.
ODELL, RAMSEY und KEY	1950	310	90%	10%	—	
PENNYBACKER	1951	800	85%	—	15%	
POPPEN	1945	400	85%	10%	5%	Keine Mortalität.
RAAF und BERGLUND	1949	160 (8%)	90%	—	10%	⅓ der Fälle mit Spanversteifung, ohne signifikante Unterschiede im Ergebnis. 5% Nachoperationen, 1% bestätigte Rezidive in gleicher Höhe.
RÖTTGEN	1951	150	78%	18%	4%	10% Nachoperationen, 5% bestätigte Rezidive in gleicher Höhe.
ROSS und JELSMA	1952	366 (0,5%)	82%	15%	3%	0,26% Mortalität. 2% Nachoperationen, 0,5% bestätigte Rezidive in gleicher Höhe.
SENNING u. SJÖQVIST	1947	400	79%	12%	9%	6% Wurzeldurchschneidungen. 5% Nachoperationen, 4% bestätigte Rezidive in gleicher Höhe.
SHINNERS und HAMBY	1949	355	88%	—	12%	
SPURLING und GRANTHAM	1949	327 (9%)	79%	13%	8%	Nur Fälle mit radikulärer Symptomatik. 6% Nachoperationen, 3% bestätigte Rezidive in gleicher Höhe.
WARIS	1948	374	91%	—	9%	Nur Fälle mit radikulärer Symptomatik. 2% Nachoperationen.
WITT	1954	167	87%	—	13%	46% vorher vergeblich mit Redressement in Narkose behandelt.

Fälle findet sich in Klammern, soweit dies aus den Arbeiten zu ersehen war, die Häufigkeit negativer Freilegungen, bei denen also eine überzeugende mechanische Ursache der Beschwerden nicht ermittelt werden konnte. Diese Zahl läßt zugleich gewisse Rückschlüsse auf die Diagnostik, Höhenlokalisation und Indikationsstellung innerhalb des jeweiligen Krankengutes zu. Sie liegt im Mittel um 10%, mit maximalen Streuwerten von 0% (M. A. FALCONER u. Mitarb. 1948) und 32% (I. KRISCHEK 1955).

Die Spätergebnisse sind in den Veröffentlichungen unterschiedlich aufgeschlüsselt worden. Während einige Autoren sehr gute und befriedigende Resultate unbefriedigenden gegenüberstellten, haben andere noch eine Mittelgruppe mit mäßigen Besserungen eingefügt. Eine solche Zuordnung enthält notwendig zahlreiche subjektive Faktoren. Wir versuchten durch zusätzliche Angaben über die Arbeitsfähigkeit ein noch klareres Bild zu geben.

Der Anteil sehr guter und befriedigender Ergebnisse ist im Mittel mit 80 bis 90% angegeben. Die Streuung reicht von 50% (I. Krischek 1955) bis 95% (B. Knutson u. G. Wiberg 1958). Wenn man von der aus dem Rahmen fallenden Serie von Krischek absieht, liegen die unbefriedigenden Ergebnisse zumeist um 10%. Hier handelt es sich überwiegend um verbliebene Rückenbeschwerden, die auf eine Gefügelockerung im Bewegungssegment bezogen werden müssen; wie zuvor schon ausgeführt (S. 49), wird dieser Schaden durch die Entfernung des Bandscheibenvorfalles nicht immer behoben. Zum wesentlich kleineren Teil sind auch fortbestehende oder neu aufgetretene Wurzelreizerscheinungen an dem unbefriedigenden Resultat beteiligt. Das geht auch aus der Zahl der Nachoperationen hervor, die bei 1% (E. Busch u. Mitarb. 1949) bis 14% (Falconer u. Mitarb.) der Fälle erforderlich wurden. Dabei fanden sich bis zu 8% (M. A. Falconer u. Mitarb. 1948) echte Rezidive in gleicher Höhe, während sicher manches angebliche Rezidiv auf einen 2. Bandscheibenvorfall in anderer Höhe zu beziehen ist.

Über die Auswahl der Fälle und das hierbei maßgebliche klinische Bild waren nicht immer Angaben erhältlich. Von den meisten Autoren wurde ausschließlich oder nahezu ausschließlich nur bei radikulären Syndromen operiert. Ausnahmsweise ist auch bei reinen Wirbelsäulenlokalsyndromen die Operationsindikation bejaht worden (B. H. Burns u. R. H. Young 1947, M. A. Falconer u. Mitarb. 1948). Hier handelte es sich um konservativ auch auf die Dauer nicht zu beeinflussende Beschwerden. In solchen Fällen wurden dann fast durchweg Bandscheibenvorfälle gefunden.

Nahezu alle Autoren geben an, sie hätten erst dann die Anzeige zur operativen Wurzelentlastung für gegeben erachtet, wenn die Möglichkeiten konservativer Therapie ausgeschöpft waren. Einzelheiten über Art und Dauer dieser konservativen Maßnahmen sind allerdings nur ausnahmsweise mitgeteilt. Das mag häufig darin begründet sein, daß die Vorbehandlung nicht von den Autoren selbst geleitet wurde.

Die radikulären Syndrome sind offenbar nicht immer nach Reizerscheinungen und Ausfällen unterteilt worden. Auch haben derartige klinische Befunde nicht regelmäßig die Indikation zu rascherem operativen Eingreifen beeinflußt. Lediglich hinsichtlich der Caudasyndrome herrscht Übereinstimmung, daß nur sofortige Freilegung einige Aussichten auf eine Restitution bietet. Eine abwartende Haltung, wie sie Heppner und Moshammer einnehmen, wird mit Recht allgemein abgelehnt.

Die *Operationstechnik* ist in weitem Umfang abgewandelt worden. In der Anfangszeit wurde zumeist laminektomiert und hemilaminektomiert. Dies ist bei den weiter zurückliegenden Erfolgsberichten zu berücksichtigen. In dem Bestreben, den Eingriff möglichst klein zu gestalten, um die Statik nicht zu gefährden, haben sich später die meisten Autoren zu dem von I. G. Love (1938) angegebenen interlaminären Zugang bekannt. R. C. L. Robertson u. W. G. Peacher (1945), H. Kuhlendahl (1956) u. a. empfehlen außerdem, das Ligamentum flavum zu erhalten und nach Entfernen des Bandscheibenvorfalles zu nähen, um sekundären Verwachsungen der Wurzel vorzubeugen. Beim Studium der genaueren Angaben über das operative Vorgehen fällt allerdings auf, daß besonders bei unbefriedigenden Befunden von den meisten Operateuren der Zugang durch Wegnahme von Wirbelbogenanteilen vergrößert wurde, so daß auch die angrenzenden Zwischenwirbelspalten revidiert werden konnten. L. Ectors (1944), E. Busch (1949), A. Stimpfl (1949), F. Jaeger (1951), I. Guillaume u. P. Janny (1953), H. Kuhlendahl (1956) u. v. a. fordern darüberhinaus bei negativem Befund auch die Wegnahme des Knochens über dem Canalis intervertebralis bis zum Spinalganglion hin, weil nur dadurch ein Vorfall, der sich weit lateral in diesen Kanal hinein entwickelt hat, entdeckt und beseitigt werden kann. Die Entfernung von Bogenanteilen, eines ganzen Wirbelbogens und selbst das Opfern eines Wirbelgelenkes sind für den Operationserfolg weit weniger entscheidend, als das Übersehen eines atypisch gelegenen Bandscheibenvorfalles. Dies ergibt sich auch aus dem Vergleich der Katamnesen nach verschiedenartigen Operationen, den W. Waris (1949) vorgenommen hat. Selbst nach ausgedehnten Laminektomien und nach Zerstörung eines Wirbelgelenkes ist die Häufigkeit lokaler Rückenbeschwerden nur wenig erhöht. Manche Autoren haben auch bei positivem Befund häufig sowohl die Spalten L 4/L 5 als auch L 5/S 1 kontrolliert, weil das Vorhandensein eines 2. Prolapses weder klinisch noch röntgenologisch sicher ausgeschlossen werden kann (W. E. Dandy 1943, A. L. Eyre-Brook 1952, P. Ross u. F. Jelsma 1952).

Der von I. D. Lane u. E. S. Moore (1948) vorgeschlagene transperitoneale Zugang zur Bandscheibe von der Ventralseite der Wirbelsäule her hat mit Recht keine Anhänger gefunden. Gegen dieses Vorgehen sprechen die Größe des Eingriffes und das Fehlen eines Einblickes in die Beziehungen zwischen Bandscheibenvorfall und Wurzeln. Unabhängig von der Art des Zuganges ergeben sich auch Unterschiede hinsichtlich des Ausmaßes, in dem die erkrankte Zwischenwirbelscheibe ausgeräumt wurde. Während W. E. Dandy (1943) zunehmend die Tendenz vertrat, nicht nur nekrotisches Bandscheibengewebe auszulöffeln, sondern nach Möglichkeit die ganze Zwischenwirbelscheibe zu entfernen, haben andere Autoren, wie S. Friberg (1947) lediglich den Vorfall abgetragen, ohne das Innere der Bandscheibe anzutasten. Die Mehrzahl der Autoren tritt für eine mittlere Linie ein und curettiert „ohne Fanatismus", wie E. BUSCH (1950) dies treffend formuliert hat. In gleicher Weise wird auch bei einfachen Protusionen und bei Erweichungen (concealed discs) der Bandscheibe vorgegangen. Nur wenige Operateure, wie beispielsweise F. JAEGER (1951) befürworten bei solchen Befunden einen Wundverschluß ohne Entfernen des degenerierten Bandscheibenmaterials.

In der Anfangszeit wurde bei negativen Befunden häufig die maßgebliche Wurzel durchschnitten (T. ALAJOUANINE u. THUREL 1947, A. SENNING u. O. SJÖQVIST 1947, DECOULX u. C. SOULARY 1948, D. H. ECHOLS u. F. C. REHFELDT 1949, J. A. SICARD u. A. LECA 1954), ohne daß allerdings, wie A. SENNING u. O. SJÖQVIST gezeigt haben, das Ergebnis eindeutig günstiger ausgefallen wäre. Mit Verbesserung von Indikation und Operationstechnik sind Freilegungen ohne entsprechenden Befund so selten geworden, daß auch aus diesem Grund die Wurzeldurchschneidung nicht mehr zu erörtern ist.

Wenn trotz der operativen Wurzelentlastung unbeeinflußbare Schmerzen zurückbleiben, ist in Einzelfällen versucht worden, durch Chordotomie, ja sogar durch Leukotomie Schmerzfreiheit zu erreichen (L. A. TITRUD 1957). Eine solche Indikation sollte zweifellos nur mit äußerster Zurückhaltung gestellt werden, zumal unerwünschte Nebenerscheinungen bei diesen Eingriffen gar nicht so selten zu verzeichnen sind. Ernsthafte Komplikationen der typischen Bandscheibenoperation sind nur selten beschrieben worden. Die Mortalität liegt, sofern überhaupt Todesfälle vorkamen, nicht über 0,3% (I. C. LOVE 1947 0,25%, J. E. A. O'CONNELL 1950 0,24%, G. WEBER 1950 0,3%, P. ROSS u. F. JELSMA 1952 0,26%). Die meisten Serien enthalten keine Todesfälle.

An 2. Stelle sind Thrombosen und nicht tödliche Embolien zu nennen (G. WEBER 1950 1,0%, H. KUHLENDAHL 1953 1,5%, B. KNUTSSON u. G. WIBERG 1958 1,1%). Vereinzelt ist über postoperative Spondylitis (C. R. SULLIVAN, W. H. BICKEL u. H. I. SVIEN 1958, G. WEBER) sowie über aseptische Wirbelkörpernekrosen (K. H. KLEY 1957, E. C. SCHULTZ 1958, W. E. STERN u. P. H. CRANDALL 1959) berichtet worden. Schließlich muß auf die Möglichkeit hingewiesen werden, bei forcierter Curettage der Bandscheibe ventral den Anulus fibrosus zu durchstoßen und die großen abdominellen Gefäße zu verletzen (G. WEBER 1950, M. E. LEAVENS u. F. K. BRADFORD 1953). Bei diesem extrem seltenen und bei entsprechender Vorsicht vermeidbaren Vorkommnis kann die sofortige Laparatomie und Gefäßnaht lebensrettend sein.

Die Häufigkeit leichterer Wundheilungsstörungen entspricht den allgemein bei aseptischen Eingriffen gegebenen Verhältnissen.

VI. Eigenes Krankengut

1. Einleitung

Angesichts der Unterschiede des Krankengutes, das mit den Auswirkungen lumbaler Bandscheibenschädigungen einer orthopädischen Klinik, einer neurologischen Klinik und einer neurochirurgischen Klinik zugewiesen wird, schien es unerläßlich, eine repräsentative Anzahl aus dem Gesamtmaterial in einer umfangreichen Nachuntersuchung gemeinsam auf die Behandlungserfolge hin zu überprüfen. Nach Durchsicht von 2800 Krankenblättern und Poliklinikkarten der 3 beteiligten Kliniken ergab sich eine beträchtliche Zahl von Überschneidungen durch konsiliarische Zusammenarbeit und durch Überweisungen zu speziellen Behandlungsmaßnahmen. Solche Überlappungen mußten beim Einbestellen zur Nachuntersuchung berücksichtigt werden. Aus der Kasuistik von weit über 1000 Fällen aus der Zeit vom Frühjahr 1951 zum Frühjahr 1954 konnten 949 Fälle zu einer ambulanten Kontrolle einbestellt werden, die zwischen Dezember 1954 und Februar 1956 stattfand. In allen Fällen war ein genügender Abstand zwischen der akuten Erkrankungsphase und der Nachuntersuchung gegeben, so daß der Behandlungserfolg hinreichend sicher beurteilt werden konnte. Da sich auch die Indikationsstellung und die Syndromanalyse an den 3 Kliniken zwischen 1951 und 1954 weiter entwickelt hatte, sind nicht selten die Anfangsbefunde vor Beginn der Behandlung im einzelnen nicht so genau niedergelegt worden wie es für eine befriedigende Auswertung vonnöten gewesen wäre. Um die hierdurch bedingten Unsicherheiten nicht in die Gesamtauswertung übernehmen zu müssen, sind unklare oder ungenügende Einzelangaben bei der endgültigen Zusammenstellung außer Betracht geblieben. Damit sind die statistisch verwertbaren Ergebnisse in manchen Gruppen oft kleiner als nach der Gesamtzahl von 949 nachuntersuchten Fällen zu erwarten gewesen wäre. Immerhin bleiben die Gruppen noch groß genug, um bei einer prozentualen Auswertung nicht dem Fehler der kleinen Zahlen zu unterliegen. Bei einem großen Teil der zur Kontrolluntersuchung einbestellten Fälle konnten wir nochmals Röntgenaufnahmen anfertigen und daraus auch Verlaufsbeobachtungen über die Veränderungen der Röntgenbefunde gewinnen. Diese Ergebnisse hat Joisten kürzlich veröffentlicht.

Im Hinblick auf die Vielzahl der Einzelbefunde und der bedeutsamen Fragen sahen wir uns gezwungen, bei der Nachuntersuchung einen Bogen zu entwerfen, der eine Auswertung mit einer mechanischen Zähleinrichtung zuließ. Diese Arbeiten wurden in Zusammenarbeit mit der Firma Remington Rand ausgeführt. Neben Fragestellungen mehr ätiologischer und pathogenetischer Art wurde insbesondere auch auf die Altersverteilung, die konstitutionellen Besonderheiten und die dem Leiden vorausgegangenen beruflichen Belastungen geachtet. Das Hauptaugenmerk galt jedoch der Verteilung der klinischen Syndrome und den daraus sich ergebenden therapeutischen Konsequenzen.

In diesem Zusammenhang sollte auch überprüft werden, ob die Art des operativtechnischen Vorgehens die Ergebnisse beeinflußt. Seitens der Orthopädischen Univ.-Klinik war überwiegend das Vorgehen nach Love angestrebt worden, um die Statik der Wirbelsäule so weit wie möglich zu erhalten. Dem gleichen Gesichtspunkt entsprach die sparsame Abtragung nur des vorgefallenen Bandscheibengewebes ohne Kürettage des Zwischenwirbelspaltes sowie die anschließende ruhigstellende Behandlung mit Gipsmieder. In der Neurochirurgischen Univ.-Klinik wurde dagegen aus Gründen der besseren Übersichtlichkeit des Operationsfeldes die Hemilaminektomie mit Kontrolle von 2 Zwischenwirbelspalten bevorzugt. Um Rezidiven vorzubeugen, räumte man außerdem regelmäßig das degenerierte Bandscheibengewebe der erkrankten Zwischenwirbelscheibe mit dem Löffel aus. Auf eine fixierende Nachbehandlung wurde bewußt verzichtet.

Über die rein medizinischen Fragen hinaus schienen uns ferner die sozialen Auswirkungen und die nach Abschluß der Behandlung wieder oder noch vorhandenen beruflichen Möglichkeiten der Kranken einer eingehenden Analyse wert.

Die aus diesen Nachuntersuchungen gewonnenen Erfahrungen sollen im folgenden geschildert werden. Die Ergebnisse gestatten die zunächst nach rein empirischen Gesichtspunkten entwickelten Therapievorschläge so zu ordnen, daß nunmehr Indikationsstellungen für die einzelnen Stufen der konservativen und operativen Therapie erkennbar sind. Dabei ist zu betonen, daß die konservative Behandlung in den Jahren 1951—1954 sich noch nicht in der Weise systematisch an den klinischen Syndromen orientierte, wie dies nach unseren inzwischen gesammelten Erfahrungen zweckmäßig erscheint. Die nun folgende statistische Bearbeitung der Behandlungsergebnisse kann deshalb nur die Grundlagen für einen aus dem klinischen Bild entwickelten Heilplan geben. Sie spiegeln aber noch nicht dessen Leistungsfähigkeit wider. Dank der damals gewonnenen Erfahrungen lassen sich jetzt sowohl bezüglich der funktionellen Ergebnisse wie auch der Behandlungsdauer wesentlich günstigere Resultate erreichen. Dies haben wir inzwischen an einem Krankengut von 897 Fällen überprüfen können.

Bevor wir den neuen stufenweise aufgebauten Heilplan näher beschreiben, soll zunächst das damalige Krankengut analysiert werden.

2. Alter und Konstitution

Während nach den Röntgenbefunden die Häufigkeit osteochondrotischer Veränderungen im Bereich der Wirbelsäule mit zunehmendem Alter prozentual beträchlich ansteigt und im Greisenalter Zahlen von annähernd 100% erreicht, finden sich übereinstimmend auch mit dem Schrifttum in unserem Beobachtungsgut die klinischen Erkrankungsfälle im mittleren Lebensalter auffällig gehäuft (Tab. 6). Trennt man weiter zwischen Männern

Tabelle 6. *Aufgliederung von 904 eigenen Fällen nach Lebensalter und Geschlecht*

Zahl der Fälle	Geschlecht	Lebensalter			
		bis 30	31–40	41–50	über 50
573	♂	84	166	192	131
331	♀	43	116	111	61
904	zusammen	127	282	303	192

und Frauen, so konnten wir auf Grund eines Gesamtkrankengutes von 904 Fällen, nämlich bei 573 Männern und 331 Frauen feststellen, daß 62% der Männer und 68% der Frauen zwischen dem 31. und 50. Lebensjahr eine klinische Behandlung beanspruchten. Nur ein kleiner Teil, nämlich 15% der Männer und 14% der Frauen, mußte schon vor dem 30. Lebensjahr klinische Hilfe suchen. Darunter fanden sich sogar 10% unter 20 Jahren. Bei den Männern, und darin decken sich unsere Erfahrungen mit denen SEVERINs, ist auch der Prozentsatz der über 50 Jahre alten Kranken mit 23% noch recht beträchtlich, während die Kurve bei den Frauen schon in diesem Alter mit 18% etwas absinkt.

Vermutlich ist hier die trotz der physiologischen Umbauvorgänge noch geforderte berufliche Leistung der Männer Anlaß zu vermehrter Behandlungsbedürftigkeit, während gleichaltrige Frauen zumeist nur noch hausfrauliche Arbeiten verrichten und sich auf eine verminderte körperliche Leistungsfähigkeit besser einzustellen vermögen. Gliedert man die Altersgruppen nach klinischen Syndromen auf, so überwiegt sowohl bei den Wirbelsäulenlokalsyndromen wie auch bei den radikulären Reiz- und Ausfallsbildern das mittlere Lebensalter. Allerdings sind zwischen 13 und 40 Jahren die radikulären Ausfallserscheinungen mit 37% relativ häufiger, während die Wirbelsäulenlokalbeschwerden ihren Altersgipfel zwischen 41 und 50 Jahren aufweisen (Tab. 7).

Tabelle 7. *Aufgliederung von 759 eigenen Fällen nach Lebensalter und klinischen Syndromen*

Zahl der Fälle	Klinische Syndrome	Lebensalter			
		bis 30	31–40	41–50	über 50
152	Wirbelsäulenlokalsyndrom	13%	24%	39%	24%
475	radikulärer Reiz und sensible Ausfälle	13%	32%	32%	23%
132	motorische Ausfälle	12%	37%	33%	18%

Körperliche Besonderheiten sind bei unserem Krankengut nicht den klinischen Syndromen zuzuordnen.

3. Die Berufsbelastung

Würdigt man die zahlreichen Untersuchungen über die mechanischen Belastungsmomente bei bestimmten körperlichen Verrichtungen, so die Arbeiten von R. Fick 1910, H. Junge 1949, F. K. Bradford u. R. G. Spurling 1950 und aus jüngster Zeit von H. H. Matthiash 1956, so nimmt es nicht wunder, daß bestimmte Arbeitshaltungen und Arbeitsanforderungen häufiger klinische Behandlungsmaßnahmen veranlassen. Dabei ist allerdings zu berücksichtigen, daß beim Auftreten einer Bandscheibenerkrankung Berufsgruppen mit stärkeren körperlichen Anforderungen erheblicher beeinträchtigt sind als solche, bei denen die beruflichen Aufgaben auch mit einer etwas schmerzhaften und weniger beweglichen Wirbelsäule mühelos abgewickelt werden können (J. E. W. Brocher 1957). Schon E. Severin fand im Jahre 1943 bei seinen 210 Fällen eine auffällige Häufung schwer körperlich arbeitender Menschen. L. Unander-Scharin (1950) berichtete im Jahre 1948 aus der Stockholmer Krankenversicherung über 5229 Fälle von Lumbago und Ischias, die etwa 4,5% der in diesem Jahre angefallenen Gesamtkrankheitsziffer ausmachten. Bei den an Bandscheibensyndromen erkrankten Straßenbahnangestellten Stockholms waren die körperlich schwer arbeitenden Werkstattangehörigen gegenüber dem viel geringer belasteten Fahrpersonal auffallend häufig vertreten. H. KUHLENDAHL u. W. KUHNERT (1952) konnten bei Vergleichszählungen im Bergbau etwa doppelt so häufig eine Erkrankung an Lumbago, Muskelrheumatismus und „Neuritis" feststellen, als es der Verteilung der Durchschnittsbevölkerung entsprach. Der Anteil Angehöriger von Berufen mit schwerer körperlicher Arbeit wurde ziemlich übereinstimmend von S. FRIBERG (1947), R. MALMROS (1947), C. HIRSCH (1949), I. L. POPPEN (1949) sowie W. WARIS (1949) mit etwa $^2/_3$ bis $^3/_4$ des jeweiligen Krankengutes angegeben. Während die übrigen Autoren aus diesen Zahlen auf eine besondere Häufung bei Schwerarbeitern schlossen, vertrat C. HIRSCH (1959) die Ansicht, dies Zahlenverhältnis entspreche der allgemeinen Häufigkeit der Berufe mit schwerer Arbeit innerhalb der berufstätigen Bevölkerung. G. MAINTZ (1953) fand bei einer größeren Untersuchung, die der Frage nach der Einwirkung von Preßluftarbeiten auf die Entstehung lumbaler Bandscheibenschäden gewidmet war, daß bei dieser Tätigkeit Unterschiede gegenüber anderen schwer arbeitenden Berufsgruppen nicht vorliegen. Im Vergleich mit Frauen und mit Geistesarbeitern war jedoch unverkennbar, daß Schwerarbeiter spondylarthrotische Veränderungen mittleren und hohen Grades früher aufwiesen als die erwähnten Kontrollgruppen. Für das höhere Lebensalter waren allerdings sichere Unterschiede nicht mehr faßbar. Die frühzeitigere Entwicklung röntgenologisch nachweisbarer Veränderungen allein weist jedoch noch keineswegs auf eine häufigere Manifestation entsprechender klinischer Erscheinungen hin. Zu ähnlichen Ergebnissen kam Ch. AXT (1960) bei vergleichenden Röntgenuntersuchungen an Bürokräften und Schwerarbeitern.

Unser Krankengut haben wir nicht nach den einzelnen Berufsgruppen unterteilt, sondern das Ausmaß der körperlichen Arbeit in 4 Gruppen abgestuft und lediglich die Kraftfahrer und Reisevertreter angesichts ihrer einseitigen Belastung beim Sitzen als 5. Gruppe herausgehoben. Die so gewonnene Häufigkeitsverteilung ist natürlich nicht nur von der Krankheitsanfälligkeit innerhalb der jeweiligen Gruppe beeinflußt, sondern spiegelt auch die Durchschnittsverteilung der Beschäftigten innerhalb der Einstromgebiete unserer drei Kliniken wider. Bei der Art der Industrien des Kölner Raumes ist es nicht verwunderlich, daß schwere körperliche Arbeiten nicht so häufig wie im Ruhrgebiet gefordert werden. In unserer Aufstellung liegt das Hauptgewicht auf stehenden und gehenden Tätigkeiten mit Belastung. In dieser Gruppe finden sich auch die Handwerker und die verschiedenen Industriehilfsarbeiter, sofern sie nicht wegen ganz besonders dauerhaften Schwerarbeiterleistungen in die erste Gruppe gehören (Tab. 8).

In diesem Zusammenhang ist auch die Tatsache bemerkenswert, daß die beiden Gruppen mit stärkerer körperlicher Anforderung, nämlich die Schwerarbeiter und solche mit gehender und stehender Tätigkeit mit Be-

Tabelle 8. *Verteilung der beruflichen Belastung vor und nach klinischer Behandlung*

Berufliche Belastung	vorher	nachher
schwere körperliche Arbeit	144 (16%)	77 (9%)
gehende und stehende Tätigkeit mit Belastung	525 (58%)	466 (53%)
gehende und stehende Tätigkeit ohne Belastung	108 (12%)	193 (23%)
Kraftfahrer und Reisevertreter	23 (3%)	20 (2%)
vorwiegend sitzende Tätigkeit	100 (11%)	109 (13%)
insgesamt	901	865

lastung, nach Abschluß der Bandscheibenerkrankung um 7% und 5% zusammengeschrumpft sind. Entsprechend hat sich die Gruppe mit gehender und stehender Tätigkeit ohne Belastung unter den Katamnesefällen erhöht. Es ist dabei zu beachten, daß die Abwanderung in leichtere Tätigkeiten schon vor der Änderung der Rentenversicherungsgesetzgebung erkennbar war, zu einem Zeitpunkt also, als noch keine Aussicht bestand, dem späteren Arbeitsverdienst eine Teilrente auf Grund von Berufsunfähigkeit hinzuzufügen. Der Berufswechsel wurde also im allgemeinen zu Lasten des Erkrankten selbst vollzogen.

4. Vorkrankheiten und traumatische Einflüsse

Während zwischen der beruflichen Tätigkeit und der Auslösung klinischer Symptome offensichtlich ein Zusammenhang besteht, sind in unserem Krankengut die für die Ätiologie und Pathogenese neuritischer Prozesse oft erwähnten Faktoren wie Herdinfektionen und Witterungseinflüsse nur recht selten genannt worden. Auch lokale Wirbelsäulentraumen haben nur

Tabelle 9. *Art des Krankheitsbeginns und mögliche pathogenetische Faktoren*

plötzlicher Beginn ohne Anlaß	347 (37%)
schleichender Beginn ohne Anlaß	211 (22%)
Verheben bei banalen Anlässen	162 (17%)
Verheben bei ungewöhnlichen Anlässen	52 (6%)
lokale Wirbelsäulentraumen	87 (9%)
Vorkrankheiten aus dem rheumatischen Formenkreis	58 (6%)
Schmerzauslösung bei Unterkühlung	19 (2%)
jahreszeitliche Schmerzverstärkung	13 (1%)
insgesamt	949

eine bescheidene Rolle gespielt. Will man traumatische Einflüsse überhaupt ernsthaft erwägen, so muß zunächst ein eindeutiger zeitlicher Zusammenhang vorliegen. Tabelle 9 läßt erkennen, daß diese Voraussetzung bei der

Mehrzahl unserer Kranken nicht erfüllt war. Traumatische Faktoren wurden im Schrifttum sehr unterschiedlich bewertet. Dies erklärt sich daraus, daß die Definition des Traumas nicht einheitlich ausfällt. Wir werden auf diesen Fragenkomplex bei der Besprechung der sozialen Folgerungen näher eingehen (s. S. 81).

Ziehen wir die beiden Gruppen „plötzlicher Beginn ohne Anlaß" und „schleichender Beginn ohne Anlaß" zusammen, so umfassen schon diese Kategorien weit mehr als die Hälfte unseres Krankengutes. Vorkrankheiten aus dem rheumatischen Formenkreis sowie entzündliche Erkrankungen der Gallenblase, der Tonsillen und der Unterleibsorgane wurden nur bei 6% unserer Patienten angegeben. Auch lokale Wirbelsäulentraumen waren nicht häufiger als bei 9% vertreten. Selbst augenfällige Unterkühlungen spielten als Auslösungsfaktoren mit 2% eine ganz untergeordnete Rolle, und jahreszeitliche Bindungen der Beschwerden konnten nur bei 1% registriert werden.

Die Übersicht über Vorkrankheiten und Auslösungsmomente bestätigt aufs neue, daß die maßgebliche Ursache im mechanisch wirksamen Grundprozeß selbst zu suchen ist und alle anderen Teilfaktoren, wenn überhaupt nur in bescheidenem Umfang modulierend auf die Symptomgestaltung und -Ausprägung einwirken.

5. Die klinischen Syndrome

Wie bereits eingehend beschrieben (Kapitel III), können am Aufbau des klinischen Bildes im wesentlichen 5 Symptomgruppen beteiligt sein, die allein oder in wechselnden Kombinationen vorkommen, nämlich lokale Wirbelsäulenbeschwerden und entsprechende Befunde, radikuläre Reizerscheinungen, sensible Wurzelausfälle, motorische Wurzelausfälle und vegetative Störungen im betroffenen Körperviertel. Die Differentialdiagnose wird im wesentlichen davon bestimmt, ob lediglich isolierte Wirbelsäulensymptome das Krankheitsbild beherrschen oder ob Reiz- und Ausfallserscheinungen einzelner Wurzeln, vielleicht gar eine polyradikuläre Symptomatik, erkennbar ist.

Für die Indikationsstellung zu therapeutischen Maßnahmen und für deren rückblickende Bewertung hat es sich uns als zweckmäßig erwiesen, die möglichen Kombinationen der Symptomgruppen zu drei umfassenden Syndromen zu vereinigen, wobei die Art der Wurzelbeteiligung für die Zuordnung maßgeblich ist.

Es sind dies

a) Fälle nur mit lokalisierten Wirbelsäulenbefunden und allenfalls vegetativen Erscheinungen;

b) Fälle mit radikulären Reizerscheinungen und sensiblen Ausfällen, unabhängig davon, ob gleichzeitig vegetative Erscheinungen erkennbar sind oder ob, wie dies meist der Fall ist, eine Wirbelsäulensymptomatik deutlich ausgeprägt ist;

c) Fälle mit motorischen Wurzelausfällen, unabhängig davon, in welchem Maße außerdem sensible Störungen, Wirbelsäulensymptome und vegetative Begleiterscheinungen am klinischen Bild beteiligt sind.

Die Häufigkeit dieser drei Syndrome ist recht verschieden (Tab. 10). Während der Umfang der unter „lokalisierte Wirbelsäulenbefunde“ zusammengefaßten Gruppe mit 20% und auch die Häufigkeit der radikulären

Tabelle 10. *Häufigkeit der klinischen Syndrome*

lokalisierte Wirbelsäulenbefunde	152 (20%)
radikuläre Reizerscheinungen einschließlich sensibler Ausfälle	475 (62%)
motorische Ausfälle (davon 17 ausgeprägte Caudasyndrome)	132 (18%)
insgesamt	759

Reizerscheinungen und sensiblen Ausfälle (62%) mit dem Schrifttum gut übereinstimmt, wurden motorische Ausfälle im eigenen Krankengut mit 18% auffallend häufig beobachtet, zumindest wenn man sie mit den älteren Veröffentlichungen aus der „Neuritis-Ära“ vergleicht. Die Erklärung mag darin liegen, daß auch bescheidene Paresen, etwa solche der Zehenbeuger- und -strecker, die bei bettlägerigen Kranken dem Untersucher leicht entgehen können, von uns sorgfältig berücksichtigt wurden.

Bei mehr als der Hälfte unserer Kranken, die eindeutige Wurzelreiz- oder Ausfallserscheinungen erkennen ließen, war eine monoradikuläre Symptomatik zu verzeichnen. 25% wiesen eine Beteiligung von 2 Wurzeln auf, und 11% boten Hinweise auf die Beeinträchtigung von drei Wurzeln, nämlich von L 4, L 5 und S 1. Bei 3% war ein klassisches Caudasyndrom durch eine Totalausstoßung eingetreten (Tab. 11).

Tabelle 11. *Häufigkeit der Beteiligung der einzelnen Wurzeln bei 559 Fällen*

monoradikuläre Symptome	L 4	34 = 5%
	L 5	108 = 20%
	S 1	200 = 36%
pluriradikuläre Symptome	L 4 + L 5	40 = 7%
	L 5 + S 1	100 = 18%
	L 4 + L 5 + S 1	60 = 11%
	Cauda	17 = 3%

Im Schrifttum finden sich zwar viele Angaben über die Häufigkeit der Bandscheibenvorfälle in den verschiedenen Wirbelsäulensegmenten, doch können diese Zahlenangaben nicht auf die neurologische Segmentverteilung übertragen werden, da ein Bandscheibenvorfall je nachdem, ob er mehr medial oder lateral ausgebildet ist, die in gleicher Höhe austretende oder eine der tieferen Wurzeln beeinträchtigen kann.

Vergleichbare Angaben, die sich nur auf die neurologischen Befunde stützen, finden sich bei J. J. KEEGAN (1947) und bei B. KNUTSSON u. G. WIBERG (1958). Innerhalb der üblichen statistischen Fehlerbreite entsprechen sie unseren eigenen Befunden (Tab. 11). Dabei ist allerdings zu berücksichtigen, daß die Zahlen KEEGAN[8] umgerechnet werden müssen, da dieser Autor nicht die Kranken mit einem gleichzeitigen Befall mehrerer Wurzeln in einer besonderen Gruppe zusammengeschlossen hat.

6. Beziehungen zwischen Syndrom und Behandlungsmethoden

Bei der Auswahl spezieller therapeutischer Wege verfahren die 3 Kliniken, denen unser Beobachtungsgut entstammt, insofern einheitlich, als nur schwerwiegende motorische Ausfälle, insbesondere die Caudasyndrome, unmittelbar operiert und in allen anderen Fällen zunächst die sich anbietenden konservativen Möglichkeiten ausgeschöpft wurden. Innerhalb der konservativen Therapie wurden aber die Indikationen zu entlastenden, fixierenden und redressierenden Maßnahmen zunächst von den einzelnen Kliniken unterschiedlich gestellt. Insbesondere spielte der Gedanke der Rezidivprophylaxe eine führende Rolle, wenn Gips- und Drellmieder bei den Kranken der Orthopädischen Klinik verwendet wurden. Auf Grund der inzwischen gewonnenen Erfahrungen ist die Notwendigkeit solcher prophylaktischer Maßnahmen bei einem Großteil der Fälle sicher zu verneinen.

Gliedern wir nun die therapeutischen Hilfen nach den klinischen Befunden weiter auf, so zeigt sich (Tab. 12), daß bei reinen Lokalsyndromen

Tabelle 12. *Letzte angewandte Behandlungsmaßnahme geordnet nach Syndromen*

Art der Behandlung	Wirbelsäulen-lokalsyndrom	Wurzelreiz und sensible Ausfälle	motorische Ausfälle
unspezifische Allgemeinbehandlung einschließlich Flachlagerung . .	34 (22%)	40 (8%)	14 (11%)
Mieder mit und ohne Pelotte . . .	76 (50%)	215 (45%)	10 (7%)
Gipskorsett	26 (17%)	64 (13%)	18 (14%)
Redressement in Narkose	7 (5%)	52 (12%)	12 (9%)
Operation	9 (6%)	104 (22%)	78 (59%)
insgesamt	152	475	132

(Lumbago) die Maßnahmen der unspezifischen Allgemeinbehandlung und der mehr oder weniger eingreifenden Stützung durch Gipskorsett oder Mieder den Vorrang hatten. Nur bei einer relativ kleinen Zahl, nämlich bei 5% der Fälle, wurden redressierende Maßnahmen in Narkose für notwendig erachtet, und bei 9 Kranken (6%) erschien wegen der Unbeeinflußbarkeit des Beschwerdebildes eine Operation angezeigt.

Demgegenüber ist bei den Syndromen mit eindeutigen Wurzelreizerscheinungen mit oder ohne sensible Ausfälle die unspezifische Allgemeinbehandlung nur selten, nämlich bei 8% der Fälle, die letzte Behandlungsstufe geblieben. Dieser Zahlenwert umgrenzt nicht die Leistungsbreite der unspezifischen Allgemeinbehandlung, die bedeutend häufiger zur Beschwerdefreiheit geführt hat. Die tatsächlichen Verhältnisse sind durch die schon erwähnte prophylaktische Miederversorgung verschleiert worden. Das Redressement wurde bei 12% der Fälle durchgeführt. 22% der Kranken mußten schließlich doch operativ behandelt werden.

Innerhalb der 3. Gruppe, derjenigen mit motorischen Ausfällen, spielte die operative Therapie noch eine erheblich größere Rolle. Nicht weniger als 59% der Kranken wurden unmittelbar oder nach vergeblichen konservativen Maßnahmen der Operation unterworfen. Das Redressement ist hier nur mit 9% der Fälle vertreten. Die Möglichkeiten der unspezifischen Allgemeinbehandlung haben lediglich bei einem kleinen Teil dieser Gruppe für den Behandlungserfolg ausgereicht. Auch die Fixation der Wirbelsäule hat insgesamt nur bei 21% des Krankengutes dieser Gruppe einen Erfolg gebracht.

Eine nach unseren heutigen Erfahrungen sehr leistungsfähige Therapieform, die Dauerextension, wurde damals noch nicht systematisch angewandt. Diese Methode hat sich insbesondere bei frischen und durch einfache Lagerungsmaßnahmen nicht beeinflußbaren radikulären Reizerscheinungen bewährt, die früher zum Teil der operativen Wurzelentlastung oder dem Redressement zugeführt werden mußten oder aber unter unspezifischer Allgemeinbehandlung ein recht langes Krankenlager zu überstehen hatten.

Aus unserer Übersicht (Tab. 12) ist nicht zu ersehen, wie oft das Redressement vor der letzten Behandlungsstufe vergeblich versucht wurde. Dies war unter 103 Redressements 19mal der Fall (Tab. 13). Diese 19 Fälle sind anschließend in der Orthopädischen Universitätsklinik operiert worden. Von ihnen wurden 14 Kranke praktisch beschwerdefrei. Auffallend ist die relativ große Zahl von Rezidiven und von unbefriedigenden Operationsbefunden. Dieses Ergebnis erklärt sich aus der damals geübten Operationstechnik. In dem Bestreben, die Statik der Wirbelsäule nicht zu beeinträchtigen, wurde versucht, nach dem Vorgehen von I. G. Love (1939) den Bandscheibenvorfall aufzufinden ohne den Wirbelbogen zu entfernen. Anschließend wurde ohne Curettage der Zwischenwirbelscheibe nur das prolabierte Bandscheibengewebe abgetragen.

Abschließend muß betont werden, daß die Tabelle 12 lediglich die damals angewandten Behandlungsweisen angibt. Dadurch bleibt durchaus offen, ob die einzelnen Kliniken bereits zu optimalen Indikationsstellungen für die verschiedenen Maßnahmen gelangt waren, oder ob ein einseitiger Erfahrungsbereich den Blick für das mit anderen Methoden Erreichbare vorübergehend trübte. Erst die nun zu besprechenden Verlaufsbeobachtungen werden es ermöglichen, zu dieser Frage Stellung zu nehmen.

Tabelle 13. *Operationen nach Redressement*
Häufigkeit, Befunde und Ergebnisse

Häufigkeit	
Zahl der redressierten Fälle	103
davon nachoperiert	19 (18%)

Operationsbefunde	
Protrusionen	11
Prolapse	2
„Verlegenheitsbefunde"	6

Ergebnisse	
beschwerdefrei oder wesentlich gebessert .	14
unbeeinflußt	1
Rezidive	4

7. Ergebnisse der Nachuntersuchungen

Bevor die Ergebnisse verschiedener Behandlungsmethoden miteinander verglichen werden, sollte man sich vergegenwärtigen, daß hinter der Diagnose eines Bandscheibenschadens sehr verschieden schwere Krankheitsbilder verborgen sind. Leichte und flüchtige Syndrome werden in der Regel überhaupt nicht zur klinischen Behandlung eingewiesen. Sie sind deshalb in unserem Krankengut praktisch nicht vertreten. Für die Aufnahme in der Klinik waren vor allem die Intensität der akuten Schmerzen und eine Therapieresistenz bestimmend. Diese Auslese nach Ausmaß und Hartnäckigkeit der Beschwerden schafft eine gewisse Einheitlichkeit innerhalb des klinischen Krankengutes. Die besonderen Behandlungsmaßnahmen sind daher vor allem an dem Schweregrad der Wurzelbeteiligung zu bemessen.

Die Wirbelsäulenbefunde sind hierfür weniger geeignet. Zwar können sie wesentlich dazu beitragen, psychogene Fehleinstellungen zu entlarven und die Glaubwürdigkeit der geklagten Beschwerden zu belegen, somit also die Behandlungsbedürftigkeit zu erfassen, sie erlauben aber keine Aussage über die angemessene Behandlungsstufe.

Auch bei Auswertung der Katamnesen hat es sich nicht als notwendig erwiesen, die Wirbelsäulenbefunde isoliert zu betrachten, da sich ergab, daß mit Abklingen der Beschwerden auch Streckhaltungen und Skoliosen zurückgingen. Die Fälle mit Caudaläsionen nach total ausgestoßenen Bandscheibenvorfällen verlieren oft schon früher ihre Wirbelsäulensymptome, die den Wurzelreizzuständen und nicht den Wurzelausfällen parallel gehen.

Unsere Unterteilung des Krankengutes in 3 klinische Hauptgruppen liefert gewisse Anhaltspunkte für das Ausmaß der Wurzelbeeinträchtigung: Ausschließliche Wirbelsäulenlokalsyndrome, radikuläre Reiz- und sensible Ausfallserscheinungen, motorische Wurzelausfälle. Diese Gruppierung berücksichtigt allerdings noch nicht die Unterschiede zwischen den klinisch wie prognostisch schwerwiegenden Paresen und den leichteren, vielleicht nur auf die Kennmuskeln beschränkten und nur bei gezielter Untersuchung faßbaren muskulären Ausfälle, bei denen konservative Verfahren noch gerechtfertigt sind. Bei deutlichen Paresen entfällt ein Vergleich konservativer und operativer Maßnahmen, da von vornherein die unverzügliche operative Wurzelentlastung angezeigt ist. Aus diesem Grunde haben wir uns in der tabellarischen Übersicht der Ergebnisse der konservativen Therapie auf eine Zweiteilung beschränken können. Die geringfügigen motorischen Ausfälle wurden mit den sensiblen Störungen und Wurzelreizerscheinungen zu einer Gruppe zusammengefaßt und den ausschließlichen Wirbelsäulenlokalsyndromen gegenübergestellt.

Wir haben die nach diesen Gesichtspunkten geordneten *Katamnesen von 587 konservativ behandelten Fällen* zusammengestellt (Tab. 14). Das Absinken der Gesamtzahl erklärt sich zum Teil aus der Herausnahme der operativ behandelten Kranken. Bei einer Anzahl weiterer Fälle war eine sichere Zuordnung entweder wegen unzureichender Anfangsbefunde oder wegen ungenauer Angaben der Patienten bei der Nachuntersuchung nicht möglich. Auch diese Fälle sind bei der Auswertung nicht berücksichtigt worden.

Die Tabelle unterteilt die Behandlungsergebnisse in 3 Gruppen. Den guten Behandlungsresultaten, zu denen Beschwerdefreiheit und unwesentliche Restbeschwerden gerechnet wurden, sind die unbefriedigenden Ergebnisse, teils wegen fortbestehender Beschwerden, teils wegen nicht rückgebildeter gröberer neurologischer Ausfälle, gegenübergestellt. Als 3. Gruppe sind Fälle mit einem oder mehreren Rezidiven aufgeführt, unabhängig davon, ob die erneuten Symptome bei der Nachuntersuchung vorlagen oder zwischenzeitlich aufgetreten waren. Für die Einordnung in die Gruppe der guten Behandlungsergebnisse war neben den Angaben der Patienten der objektive Befund insofern bedeutsam, als weder belangvolle vertebrale Krankheitszeichen noch gewichtige radikuläre Ausfälle vorhanden sein durften. Unberücksichtigt blieben allerdings unwesentliche sensible Ausfälle, Reflexverluste und geringere Muskelatrophien, die lediglich als Residuen der abgelaufenen Wurzelschädigung den Patienten nicht behinderten.

Zunächst ist auffällig, daß die *Wirbelsäulenlokalsyndrome* unabhängig von der Art der konservativen Behandlung nur zu etwa 40% günstig beeinflußt werden konnten. Die sich vorschnell anbietende Schlußfolgerung, daß selbst

Tabelle 14. *Spätergebnisse der konservativen Behandlung aufgegliedert nach klinischen Syndromen (587 Fälle)*

Art der Behandlung	Klinisches Syndrom	Gesamtzahl	Spätergebnisse		
			beschwerdefrei oder wesentlich gebessert	unbeeinflußt	Rezidive
Unspezifische Allgemeinbehandlung	Wirbelsäulenlokalsyndrom	63	40%	40%	20%
	Wurzelreiz und leichte Wurzelausfälle	249	64%	23%	13%
Mieder mit und ohne Pelotte	Wirbelsäulenlokalsyndrom	65	42%	43%	15%
	Wurzelreiz und leichte Wurzelausfälle	158	72%	19%	9%
Redressement in Narkose	Wirbelsäulenlokalsyndrom	6	2 Fälle	2 Fälle	2 Fälle
	Wurzelreiz und leichte Wurzelausfälle	46	78%	15%	7%

die auf eine Ruhigstellung der erkrankten Wirbelsäulenabschnitte gerichteten fixierenden Maßnahmen sich nicht günstiger ausgewirkt hätten, ist allerdings unzutreffend. Es ist nämlich zu berücksichtigen, daß bei den mit Miedern versorgten Patienten dieser Gruppe vorher die Möglichkeiten der unspezifischen Allgemeinbehandlung vergeblich angewandt worden waren. Die Gruppe der mit Stützmaßnahmen behandelten Fälle rekrutiert sich also größtenteils aus den „Versagern“ der unspezifischen Allgemeinbehandlung. Dies gilt sinngemäß auch für die wenigen Fälle, die anschließend noch redressiert oder operiert werden mußten.

Die *Fälle mit Wurzelreizerscheinungen und leichten radikulären* Ausfällen erscheinen therapeutisch wesentlich günstiger. Schon mit der unspezifischen Allgemeinbehandlung waren bei 64% der Kranken ein gutes Ergebnis zu erreichen. Die Erfolgsziffern der Behandlung mit Stützmaßnahmen sind mit 72% noch etwas größer, obwohl ein Teil der „Versager“ der 1. Behandlungsstufe in diese Gruppe eingegangen ist. Andererseits finden sich hier auch Patienten, bei denen seinerzeit lediglich prophylaktische Gesichtspunkte die Miederversorgung veranlaßten. Hatten beide Behandlungsstufen nicht zum Erfolg geführt, so konnte mit Hilfe des Redressements einem beträchtlichen Teil dieser Fälle doch noch geholfen werden. Daß auch die Versager des Redressements mit gutem Erfolg operiert werden konnten, wurde bereits dargestellt (Tab. 13). Das gleiche gilt für diejenigen Fälle, die auf die weniger eingreifenden konservativen Behandlungsverfahren nicht angesprochen hatten.

Die *Spätergebnisse der operativen Behandlung* wurden im Hinblick auf die verbliebenen Beschwerden (Tab. 15) und auf die Wiederherstellung der Arbeitsfähigkeit zusammengestellt (Tab. 16 u. 17).

Tabelle 15. *Spätergebnisse der operativen Behandlung aufgegliedert nach klinischen Syndromen*

Klinisches Syndrom	Gesamtzahl	Spätergebnisse		
		beschwerdefrei oder wesentlich gebessert	unbeeinflußt	Rezidive
Wirbelsäulenlokalsyndrom	5	3		2
Wurzelreiz und sensible Ausfälle	39	27 (70%)	5	7
motorische Ausfälle . .	63	53 (85%)	5	5
insgesamt	107	83 (78%)	10 (9%)	14 (13%)

Von 107 operierten Fällen wurden 78% ganz oder weitgehend beschwerdefrei. Bei 9% blieben die Beschwerden unbeeinflußt. Rezidive traten bei 13% der Fälle auf. Die Zuordnung zu dieser Gruppe erfolgte auch dann, wenn zwischen Operation und Nachuntersuchung nur ein einziges, inzwischen abgeheiltes Rezidiv eingetreten war. Dabei muß offenbleiben, ob es sich um ein echtes Rezidiv, also um eine erneute Wurzelkompression in gleicher Höhe gehandelt hatte oder ob die geklagten radikulären Beschwerden auf einen 2. Bandscheibenvorfall in einem anderen Segment zu beziehen sind. Unabhängig von den Auswirkungen eines solchen Rezidives haben wir diese Patienten in keinem Fall der Gruppe der befriedigenden Operationsergebnisse zugerechnet.

Vergleicht man die berufliche Einsatzfähigkeit vor und nach der operativen Behandlung (Tab. 16), so ergibt sich mit 76% eine gute Übereinstimmung zwischen den als befriedigend bezeichneten Therapieerfolgen (Tab. 15) und der Wiedererlangung der vollen Arbeitsfähigkeit. Selbst in der Gruppe der zuvor völlig arbeitsunfähigen Patienten (Tab. 17) wurden 75% wieder uneingeschränkt und weitere 18% bedingt arbeitsfähig. Nur 7% dieser Fälle konnte durch die Operation nicht geholfen werden.

Die hier wiedergegebenen Operationsergebnisse sind zunächst unabhängig von der jeweiligen angewandten Operationstechnik zusammengefaßt worden. Die Art des technischen Vorgehens hat sich aber, wie die Katamnesen lehren, als nicht unwesentlicher Faktor erwiesen.

Wie bereits ausgeführt wurde (S. 66), ließen sich zwei verschiedene Verfahren in Vergleichsserien verfolgen. In der einen Gruppe wurde die interlaminäre Freilegung nach I. G. LOVE bei gleichzeitigem Verzicht auf ein Ausräumen der Zwischenwirbelscheibe angestrebt. In der anderen Gruppe

Tabelle 16. *Arbeitsfähigkeit vor und nach operativer Behandlung*

Art der Arbeitsfähigkeit	Gesamtzahl	voll arbeitsfähig	bedingt arbeitsfähig	arbeitsunfähig	arbeitslos oder invalide aus anderen Gründen
vor der Operation .	188*	2%	47%	51%	3 Fälle
nach der Operation .	188*	76%	8%	6%	5 Fälle

* Die Prozentzahlen sind jeweils von der Gesamtzahl abzüglich der aus anderen Gründen arbeitslosen oder invaliden Fälle ermittelt worden.

handelte es sich meist um eine Hemilaminektomie, bei der die erkrankte Zwischenwirbelscheibe curettiert wurde.

Gewisse Unterschiede zwischen beiden Verfahren lassen sich bereits erkennen, wenn man die Zahlen der negativen und unbefriedigenden Freilegungen vergleicht. In der ersten Reihe betrug deren Häufigkeit 18%, während sie bei großzügiger Freilegung nur 9% ausmachte. Auch das Vorkommen von Rezidiven unterscheidet sich in Abhängigkeit von der Opera-

Tabelle 17. *Ergebnis der operativen Behandlung bei den vorher arbeitsunfähigen 95 Patienten*

Art der Arbeitsfähigkeit	Gesamtzahl	voll arbeitsfähig	bedingt arbeitsfähig	arbeitsunfähig	arbeitslos oder invalide aus anderen Gründen
Patienten, die vor der Operation arbeitsunfähig waren	95*	75%	18%	7%	1 Fall

* Die Prozentzahlen sind jeweils von der Gesamtzahl abzüglich der aus anderen Gründen arbeitslosen oder invaliden Fälle ermittelt worden.

tionstechnik. Nach Ausräumen des Zwischenwirbelspaltes traten nur bei 7% der Fälle Rezidive auf, hingegen bei 14% der Kranken, deren Prolaps unter Verzicht auf eine Curettage lediglich abgetragen worden war. Die Zahl der Fälle mit unbeeinflußten Beschwerden hängt offensichtlich nicht von der Art der operativen Wurzelentlastung ab. Aus diesen Vergleichen darf gefolgert werden, daß es zweckmäßiger ist, durch eine etwas umfangreichere Freilegung die Wurzelkompression zuverlässig zu beseitigen, bei positivem Befund auch den benachbarten Zwischenwirbelraum zu revidieren und in jedem Fall die erkrankte Zwischenwirbelscheibe auszuräumen. Ungünstige Einflüsse von Hemilaminektomie und Zwischenwirbelscheibenausräumung auf die Statik haben sich nicht nachweisen lassen. Die Revision von mehreren Intervertebralspalten und die Curettage der Zwischenwirbelscheiben ist zwar auch von der rein interlaminären Freilegung aus möglich, doch wird derEingriff dadurch technisch schwieriger und zeitraubender, und wegen der nicht immer idealen Übersicht wächst die Gefahr, einen atypisch gelegenen Vorfall zu übersehen und Nebenschädigungen zu verursachen. Diese Einschränkungen gelten allerdings nicht, wenn man die Operation in der von H. Kuhlendahl u. a. empfohlenen Hock-Lagerung ausführt. Dabei ruht das Becken auf den in den Knien gebeugten Beinen; die Wirbelsäule ist kyphosiert, so daß die Zwischenwirbellöcher weit sind. Diese Lagerungsweise wurde damals bei uns noch nicht angewandt. Keinesfalls sollte bei zunächst negativem Befund die Suche abgebrochen werden, ehe die Wurzeln L4, L 5 und S 1 in ihrem ganzen Verlauf bis zu den Spinalganglien zu überblicken sind, selbst wenn hierzu ein Wirbelbogengelenk geopfert werden muß. Eine vollständige Laminektomie ist nur ausnahmsweise gerechtfertigt, dann nämlich, wenn eine symmetrische doppelseitige Symptomatik auf einen großen medialen Prolaps hinweist.

Der Operation eine längere ruhigstellende Behandlung anzuschließen, erscheint zumindest dann nicht erforderlich, wenn die Zwischenwirbelscheibe ausgeräumt wurde. Die rasche Mobilisierung der Patienten fördert nicht nur die Kräftigung des Muskelkorsetts, sondern hat auch unbestreitbare psychologische Vorteile.

8. Sozialmedizinische Ergebnisse und Folgerungen

Zum Problem des Versicherungsschutzes: Die meisten Patienten, auf die sich unsere Ergebnisse beziehen, waren sozialversichert. Die Zahl der Privatpatienten fällt demgegenüber nicht ins Gewicht. Trotzdem spielten erkennbare Rentenwünsche, die nach K. Gutzeit (1956) sowie nach Matthiash (1956) bei Schwerarbeitern mit Bandscheibenerkrankungen häufig hervortraten, in unserem Krankengut keine besondere Rolle. Dies gilt sowohl für Leistungen aus den gesetzlichen Unfallversicherungen als auch aus den Rentenversicherungen.

Nur bei wenigen Fällen fand sich in der Anamnese ein Trauma, das als ätiologischer Faktor überhaupt hätte erörtert werden können (Tab. 9). Lediglich 6% unserer Patienten gaben ein Verheben bei ungewöhnlichen Anlässen an und bei 9% waren lokale Wirbelsäulenverletzungen vorausgegangen. Außerdem ist zu berücksichtigen, daß diese Ereignisse zum Teil außerhalb des Risikoschutzes der Unfallversicherungen lagen. Keiner der wenigen Fälle, in denen eine Anerkennung im Rahmen der gesetzlichen oder privaten Unfallversicherung erstrebt wurde, ist bei der einheitlichen Haltung der Gutachter in der Zusammenhangsfrage im Sinne der Entstehung anerkannt worden. Damit blieb eine wesentliche Quelle psychogener Fehlhaltungen in unserem Krankengut verschlossen. Die Fälle mit erkennbarem Rentenbegehren haben wir zusammengestellt, geordnet nach dem Ergebnis der klinischen Behandlung, aber unabhängig von der speziellen Therapieform (Tab. 18). Die hier aufgeführten Rentenwünsche richteten sich zumeist an die Träger der Rentenversicherung der Arbeiter und Angestellten. Anträge bei den Unfallversicherungen spielen dagegen aus den erwähnten Gründen nur eine untergeordnete Rolle. Wie zu erwarten, entwickelt sich ein Rentenbegehren vorwiegend bei ungünstigem Heilverlauf, wobei nicht immer sicher zu entscheiden ist, wie weit Rentenversicherungstendenzen zu

Tabelle 18. *Häufigkeit erkennbaren Rentenbegehrens, geordnet nach Behandlungsergebnissen*

Behandlungsergebnis	Gesamtzahl	davon mit Rentenbegehren
beschwerdefrei oder belanglose Restbeschwerden	604	6%
Rezidive	110	9%
unbeeinflußt	187	29%
insgesamt	901	11%

dem ungünstigen Ergebnis beigetragen haben. Aber auch nach eindeutig gutem Behandlungsergebnis sind Rentenanträge gestellt worden, insbesondere dann, wenn durch einen Arbeitsplatzwechsel das Einkommen gesunken war.

Zweifellos liegt die Zahl der Rentenwünsche mit 11% ingesamt relativ niedrig, verglichen mit den Veröffentlichungen von H. H. Kessler (1955), die sich auf die im Rahmen der Workmen's Compensation in den USA Versicherten beziehen. Dort werden, unabhängig von wissenschaftlich-medizinischen Erkenntnissen über die Ätiologie auch solche Gesundheitsstörungen entschädigt, die durch gewöhnliche Belastungen während der Arbeit ausgelöst wurden. Unter den Begriff des Traumas fallen auch Ereignisse wie Verheben oder Ausgleiten, die bei uns nicht ohne weiteres als kausal wirksamer Faktor anerkannt würden. Die sich hieraus ergebende erhebliche Ausweitung der Entschädigungsmöglichkeit hat in den USA nicht nur eine Flut von Rentenanträgen ausgelöst — von 700000 Unfallmeldungen im Jahre 1952 entfielen allein 23000 auf derart entstandene Rückenbeschwerden — sondern auch zu einer bedenklichen Beeinträchtigung des Heilungswillens geführt. Über 50% der von H. H. Kessler analysierten Kontrollgruppe von 160 Fällen waren zwischen 3 Jahren und mehr als 10 Jahren arbeitsunfähig. Angesichts dieser Zahlen und der gleichlautenden Erfahrungen von A. P. Aitken u. C. H. Bradford (1947), M. A. Falconer (1948), H. C. Marble u. W. A. Bishop (1949) u. a. erübrigt sich jeder weitere Hinweis, wie wichtig es auch im Interesse der Erkrankten selbst ist, an dem bei uns üblichen strengen Kausalitätsbegriff festzuhalten.

Bevor wir näher auf die *Begutachtung lumbaler Bandscheibenschäden* eingehen, ist ein kurzer Überblick über die möglichen traumatischen Schädigungen der Wirbelsäule erforderlich. Mit Recht wies H. Kuhlendahl

(1957) darauf hin, daß es unzulässig ist, die Frage lediglich auf die traumatische Entstehung eines Bandscheibenvorfalles einzuengen und sie dann vereinfacht und dahingehend zu beantworten, daß die gesunde Zwischenwirbelscheibe allgemein widerstandsfähiger sei als der Wirbelknochen. Zweifellos können alle Komponenten eines Wirbelsäulenbewegungssegmentes auch ohne begleitende Fraktur geschädigt werden. Meist steht bei lokalen Wirbelsäulentraumen der örtliche Schmerz im betroffenen Bereich im Vordergrund des klinischen Bildes, ohne daß ein voll ausgeprägtes Lumbagosyndrom die Regel wäre. In den relativ seltenen Fällen, wo dies Syndrom doch unmittelbar nach einer Gewalteinwirkung gefunden wird, ist die Annahme einer Distorsion von Zwischenwirbelscheibe und/oder kleinen Wirbelgelenken naheliegend, wenngleich verständlicherweise der anatomische Nachweis bisher nicht erbracht werden konnte. Vorbestehende krankhafte Veränderungen dürften die Ausprägung entsprechender klinischer Erscheinungen begünstigen. Meist bilden sich die Beschwerden rasch wieder zurück. Das Auftreten eines ausgeprägten Wurzelkompressionssyndroms, das auf einen Bandscheibenvorfall schließen läßt, ist ein Ereignis, das nur sehr selten als eindeutige Unfallfolge beschrieben worden ist (R. Scheidt 1950, W. Beck 1955, S. Gräff 1955, W. Driesen 1956, K. Gloning u. E. M. Klausberger 1957).

Während Distorsionen im Bereich des Bewegungssegmentes auch bei gesunden Zwischenwirbelscheiben auftreten, ist ein ausgeprägter Bandscheibenvorfall nur dann zu erwarten, wenn eine schon weit fortgeschrittene Zermürbung besteht. Diese Auffassung wird durch die Operationsbefunde regelmäßig bestätigt.

Zu den schädigenden Gewalteinwirkungen gehören nicht nur die ausschließlich von außen einwirkenden Kräfte, sondern auch unphysiologische Muskelanspannungen, die entweder bei einer unerwarteten Abwandlung eines Bewegungsablaufes oder ausschließlich aus körpereigenen Gründen, so bei Gleichgewichtsstörungen oder im epileptischen Anfall entstehen können.

Für die Unfallbegutachtung ist es wichtig, das Ausmaß einer vorbestehenden Krankheitsbereitschaft sowie Art und Schwere der Gewalteinwirkung zu rekonstruieren und gegeneinander abzuwägen. Insbesondere muß geprüft werden, in welchem Umfang auch für muskuläre Fehlbeanspruchungen äußere Faktoren maßgeblich gewesen sind. Wenn die Ermittlungen des Sachverhaltes dann ausreichen, einen Unfall im versicherungsrechtlichen Sinne anzuerkennen, wird man einen Zusammenhang im Sinne der Entstehung nur für die Distorsionsschäden unterstellen können, die ohnehin rasch ohne bleibende Folgen abheilen und somit für eine Rentengewährung nicht in Betracht kommen. Für den Bandscheibenvorfall kann im Hinblick auf die dann stets vorhandene Vorschädigung lediglich eine einmalige vorübergehende, in seltenen Ausnahmefällen auch richtunggebende Verschlimmerung erörtert werden. In der Regel wird allerdings dem Trauma nur die Bedeutung einer Gelegenheitsursache zukommen, besonders dann, wenn die Bandscheibenzermürbung schon vorher zu klinischen Symptomen geführt hatte. Diese Einstellung wird durch folgende Beobachtungen weiter gestützt: Selbst massive Bandscheibenvorfälle, sogar mit Caudasymptomatik, pflegen in der Regel ohne erkennbare Gewalteinwirkung aufzutreten, wie kürzlich K. LINDEMANN u. K. ROSSAK (1959) noch einmal betonten. Andererseits finden sich nach schwereren allgemeinen Wirbelsäulentraumen zumeist Frakturen im Bereich der unteren Brust- und der oberen Lendenwirbelsäule, ohne daß sich in dieser Höhe gleichzeitig Bandscheibenvorfälle manifestierten. Hieraus darf auf eine geringere Zermürbung und damit Krankheitsbereitschaft der Zwischenwirbelscheiben dieses Abschnittes geschlossen werden. Bandscheibenvorfälle werden dagegen fast ausnahmslos im lumbosacralen Übergangsgebiet beobachtet, das bei den geschilderten Traumen, wie sich aus dem sehr seltenen Vorkommen von Frakturen dieser Lokalisation ergibt, weniger in Mitleidenschaft gezogen wird (W. TÖNNIS 1953).

Gegen die Überwertung des traumatischen Faktors bei der Entstehung von lumbalen Bandscheibenvorfällen spricht schließlich die allgemeine statistische Erfahrung bei unausgelesenem Krankengut. Belangvolle Traumen als Auslösungsmoment der Symptomatik sind weder bei M. A. FALCONER (1947) und bei P. R. M. J. HANRAETS (1959) noch in unserem Krankengut hervorgetreten. J. E. A. O'CONNELL (1950) fand bei 8% der Fälle direkte Gewalteinwirkungen auf den Rücken. Die von manchen Autoren angegebenen höheren Zahlen beruhen auf einer anderen Definition des Unfallbegriffes und sprechen deshalb nicht gegen die oben dargelegten Anschauungen.

Im Rahmen der deutschen Sozialgesetzgebung ist die Anerkennung eines Unfallzusammenhanges nur eine von mehreren Möglichkeiten, eine eingetretene Leistungsminderung durch Renten auszugleichen. Ohne Rücksicht auf die Kausalität und ausschließlich bezogen auf die Schwere und Dauer des Krankheitsbildes können sowohl Rentenleistungen wie auch Maßnahmen zur Erhaltung, Besserung und Wiederherstellung der Berufsfähigkeit von den Trägern der *Rentenversicherungen der Arbeiter und Angestellten* und der *knappschaftlichen Rentenversicherung* gewährt werden.

Daß in unserem Krankengut seinerzeit Rentenwünsche nur relativ selten erkennbar wurden, mag zum Teil darauf beruhen, daß zum damaligen Zeitpunkt Leistungen aus der Rentenversicherung der Arbeiter nur dann gewährt wurden, wenn *Invalidität* anerkannt war oder drohte. Deren Beurteilung erfolgte weitgehend unabhängig von der besonderen beruflichen Tätigkeit. Die inzwischen durch das Arbeiterrentenversicherungsneuregelungsgesetz (ARVNG) geschaffene Möglichkeit der *Berufsunfähigkeitsrente* muß zumindest bei den körperlich schwer arbeitenden Berufsgruppen einen fühlbaren Anstieg der Rentenwünsche erwarten lassen. Ähnliche Erfahrungen wurden schon im Bereich der knappschaftlichen Rentenversicherung vor den Neuregelungsgesetzen gewonnen (W. Tönnis, persönliche Mitteilung), als trotz objektiv guter operativer Behandlungsergebnisse die Wiedereingliederung in den alten Arbeitsplatz kaum je gelang. Eine solche Entwicklung wäre aus verschiedenen Gründen bedenklich.

Aus der Altersverteilung unseres Krankengutes (Tab. 6) ist übereinstimmend mit den Angaben des Schrifttums erkennbar, daß vorwiegend Menschen im mittleren Lebensalter durch die Bandscheibenerkrankung wesentlich behindert sind. Das Ausmaß der Behinderung ist, wenn von der akuten behandlungsbedürftigen Wurzelkompression abgesehen wird, weitgehend von der Art der beruflichen Belastung abhängig. Nach J. E. W. Brocher (1957) wirkt sich die Erkrankung in folgenden Berufsgruppen besonders ungünstig aus: Arbeiter in Schwerindustrie, Bergbau und Baugewerbe, außerdem auch Waldarbeiter, Klempner, Schlachter, Turnlehrer und Krankenpflegepersonal. Aus diesen Gruppen beobachtet man nicht selten eine Abwanderung in körperlich leichtere Tätigkeiten (Tab. 8), auch wenn das akute Krankheitsbild überwunden ist. Es liegt zweifellos im wohlverstandenen Interesse der Patienten wie auch der Rentenversicherungsträger, dem erhöhten Krankheitsrisiko und der Beeinträchtigung der beruflichen Leistungsfähigkeit innerhalb der vorhin genannten Berufskategorien dadurch auszuweichen, daß frühzeitig die Möglichkeiten eines sinnvollen Arbeitsplatzwechsels, wenn erforderlich nach vorherigen *Anlern- und Umschulungsmaßnahmen*, geöffnet werden. Die zur Zeit noch bevorzugten *Vorsorge- und Heilkuren* gehen am eigentlichen Problem vorbei. Wirksamer wären die in den Neuregelungsgesetzen vorgesehenen Berufsförderungsmaßnahmen (§ 1237 RVO, § 14 AVG), von denen leider noch viel zu wenig Gebrauch gemacht wird. Diese als Regelleistung zu gewährenden Hilfen scheinen den medizinischen Gutachtern noch weitgehend unbekannt zu sein. Auch in dem vom Verband deutscher Rentenversicherungsträger im Jahre 1959 herausgegebenen Leitfaden ist bei der Besprechung der Bandscheibenerkrankung ein entsprechender Hinweis nicht zu finden. Mit Hilfe dieser Maßnahmen lassen sich in den meisten Fällen Berufsunfähigkeitsrenten vermeiden, die, wenn sie zunächst auch nur vorübergehend gewährt werden, nur selten wieder zu entziehen sind. Eine ungünstige psychologische Rückwirkung, wie sie bei Rentengewährung kaum je ausbleibt, ist bei Inanspruchnahme des *Übergangsgeldes* nicht zu erwarten, obwohl auch dieses die sozialen Sorgen während der Durchführung des Heilverfahrens und der Berufsförderungsmaßnahmen zu bannen vermag. Bei der Vielfalt der Berufszweige in einer modernen Volkswirtschaft ist es bei entsprechender Unterstützung durch die Berufsberater, Sonderberater, Vermittler und Schwerbeschädigtenvermittler der Arbeitsämter zumindest in industriellen Bezirken in jedem Fall möglich, dem Arbeitswilligen einen seiner Leistungsfähigkeit angepaßten ausreichend bezahlten Arbeitsplatz zu beschaffen. Die sogenannten Versehrtenberufe wie Bote, Pförtner und Telefonist, auf die aus Unkenntnis oder Gedankenlosigkeit oft verwiesen wird, erschöpfen bei weitem nicht die tatsächlich vorhandenen Möglichkeiten.

Als *Kriterien der Beeinträchtigung für den Beruf* bieten sich dem Gutachter sowohl die Auswirkungen des Bandscheibenschadens auf die Wurzeln wie auch die lokalen Wirbelsäulensymptome.

Motorische Ausfälle sind nur dann für die abstrakte Erwerbsminderung und den zukünftigen beruflichen Einsatz von Bedeutung, wenn sie die Kraftleistung der unteren Gliedmaßen meßbar beeinträchtigen. In erster Linie sind hier die Defektsyndrome nach zu spät operierter Caudakompression zu nennen. In solchen Fällen sind als erschwerend meist auch noch Blasen- und Mastdarmstörungen zu berücksichtigen.

Isolierte Extensorenparesen lassen sich durch entsprechende orthopädische Versorgung verhältnismäßig gut ausgleichen, so daß sie nur bei schwerer körperlicher Arbeit, wenn diese vorwiegend auf unebenem Boden (beispielsweise in der Landwirtschaft) geleistet werden muß, hinderlich sind. Paresen kleinerer Muskeln, verbliebene Sensibilitäts- und Reflexstörungen sowie vegetative Phänomene, zu denen auch die fast ausschließlich in Ruhe auftretenden Krampi gehören, sind, wie F. Reischauer (1951) mit Recht betont hat, für die berufliche Einsatzfähigkeit weitgehend belanglos.

Bedeutend schwieriger gestaltet sich die Bewertung angeblicher *Rückenbeschwerden*. Der entscheidende Maßstab für ihre Glaubwürdigkeit ist die intakte oder gestörte Funktion. Bei normaler Haltung im Stehen und freier Beweglichkeit, die nicht nur beim Bücken, sondern auch bei rascher Fortbewegung und bei scheinbar unbeobachteten Verrichtungen geprüft werden sollte, sind wesentliche Beschwerden unwahrscheinlich. Das gilt auch dann, wenn das Röntgenbild deutliche osteochondrotische Veränderungen als Hinweis auf eine abgelaufene Bandscheibenschädigung erkennen läßt oder wenn Zeichen einer früheren Wurzelschädigung noch feststellbar sind. Die Zubilligung einer Erwerbsminderung nach nur im Röntgenbild erkennbaren pathologischen Befunden hat F. Reischauer (1951) schon unter dem Begriff der „Photographenrente“ ad absurdum geführt.

Eine durch die Funktionsstörung der Wirbelsäule gekennzeichnete fortbestehende Bandscheibenlockerung sollte jedoch eingehende Überlegungen hinsichtlich der beruflichen Zukunft auslösen. Die Anerkennung der Berufsunfähigkeit ist allenfalls im Zusammenwirken mit anderen schweren Behinderungen oder kurz vor Erreichen der Altersgrenze vertretbar. In allen übrigen Fällen besteht entweder Behandlungsbedürftigkeit oder die Notwendigkeit des Arbeitsplatzwechsels mit oder ohne vorausgehende Berufsförderungsmaßnahmen.

VII. Diagnostische und therapeutische Schlußfolgerungen

In den bisherigen Kapiteln wurden Diagnostik und Therapie an Hand der Berichte des Schrifttums und des eigenen Krankengutes vorwiegend unter wissenschaftlichen Gesichtspunkten dargestellt. In dieser Schlußbetrachtung soll nunmehr versucht werden, die für das praktische Vorgehen wichtigen Grundregeln in leicht überschaubarer Form anzugeben. Diese Regeln entstanden sowohl aus mannigfachen Anregungen der Literatur, als auch aus der systematischen Auswertung des eigenen Krankengutes. Vor allem die gleichartige Bearbeitung des aus drei verschiedenen Kliniken stammenden Krankengutes trug dazu bei, die neurologischen, neurochirurgischen und orthopädischen Betrachtungsweisen zu verschmelzen. Daraus ist innerhalb unserer Kliniken eine einheitliche Linie für den Untersuchungsgang und für die Behandlung erwachsen, die sich in der Zeit seit Abschluß der Katamnesen (Frühjahr 1956) bis zur Fertigstellung des Manuskriptes (Frühjahr 1960) an 897 weiteren Fällen praktisch bewährt hat.

Zu Beginn werden die wichtigsten Daten des Untersuchungsganges aufgeführt. Dann folgt eine thesenhafte Darstellung der Behandlungsstufen. Die Indikation zu den einzelnen Therapieformen orientiert sich zunächst am klinischen Syndrom. Dies gilt insbesondere für schwerwiegende motorische Ausfälle und Störungen der Harn- und Stuhlentleerung. Als zweiter Faktor gewinnt daneben auch der Verlauf Einfluß auf die Auswahl der anzuwendenden Maßnahmen. Ein besonderer Abschnitt ist der Nachbehandlung und Rehabilitation gewidmet. Dort sind sowohl die Methoden der physikalischen Therapie skizziert, als auch Hinweise auf die Möglichkeiten der beruflichen Wiedereingliederung und der sozialen Hilfen gegeben.

1. Ablauf der klinischen Untersuchung

Schmerzen im Bereich der unteren Wirbelsäulenabschnitte mit und ohne Ausstrahlung in die Beine berechtigen nicht ohne weiteres zur Diagnose eines Bandscheibenvorfalles. Dem sorgfältigen Erheben der Vorgeschichte und des klinischen Allgemeinbefundes muß zunächst eine Syndromanalyse folgen. Erst dann läßt sich entscheiden, welche Zusatzuntersuchungen erforderlich sind und welche Bereiche die differentialdiagnostischen Erwägungen umfassen müssen.

Die *Syndromanalyse* muß berücksichtigen, ob und in welchem Ausmaß lokale Wirbelsäulenbeschwerden und Funktionsstörungen das Krankheitsbild prägen, ob radikuläre Reizerscheinungen vorliegen, ob diese gegebenenfalls dauerhaft oder nur unter besonderen Belastungen sowie beim Husten und Niesen auftreten, ob sensible und motorische Wurzelausfälle feststellbar sind und ob zusätzlich Störungen der Blasen- und Mastdarmentleerung angegeben werden. Aus den entsprechenden Befunden ergibt sich die *neurologische Höhenlokalisation* des Prozesses. Die sensible und motorische segmentale Versorgung der unteren Extremitäten ist in den Abbildungen 5, 6 und 7 schematisch dargestellt.

Der Umfang erforderlicher *Hilfsuntersuchungen* wird in erster Linie vom klinischen Syndrom bestimmt. In jedem Fall sind *Röntgenübersichtsaufnahmen in 2 Ebenen* der Lendenwirbelsäule und des oberen Kreuzbeines erforderlich, um andersartige Knochenprozesse, vor allem Entzündungen und Tumoren, auszuschließen. Gelegentlich ermöglichen bereits die Übersichtsaufnahmen den Nachweis eines intraspinalen raumfordernden Prozesses. Bei diagnostisch zunächst unklaren Wirbelsäulenlokalsyndromen können auch *Bewegungsaufnahmen* angezeigt sein.

Liquoruntersuchungen, die dann immer im Zusammenhang mit dem kombinierten Queckenstedtschen Versuch, also mit Passageprüfung nach zisternaler und lumbaler Liquorentnahme vorgenommen werden sollen, sind bei polyradikulären Bildern immer notwendig. Beim mono- und oligoradikulären Syndrom sind sie dann angezeigt, wenn die Vorgeschichte atypisch ist, so etwa, wenn dem Wurzelausfall kein ausgeprägtes Schmerzstadium vorausgegangen ist oder wenn die Entwicklung der Ausfälle schleichend fortgeschritten war. Weitere Indikationen ergeben sich, wenn die Wurzelsymptomatik nicht von Wirbelsäulenbeschwerden begleitet war oder ist, oder wenn sie für Bandscheibenschäden ungewöhnliche Segmente betrifft. Auch Veränderungen im Röntgenübersichtsbild, die an einen intraspinalen Prozeß denken lassen müssen, können Anlaß zur Liquoruntersuchung werden. Beim Wirbelsäulenlokalsyndrom ergibt sich schließlich eine weitere Anzeige zur Liquorentnahme, wenn die Beschwerden nicht innerhalb eines Zeitraumes von etwa 14 Tagen auf die Therapie ansprechen.

Die *Myelographie* mit wäßrigem Kontrastmittel dient sowohl der Höhenlokalisation als auch der artdiagnostischen Klärung des Prozesses. Sie ist in erster Linie bei polyradikulären Ausfällen erforderlich, weil in solchen Fällen immer auch an die Möglichkeit eines Caudatumors gedacht werden muß. Weitere Indikationen können sich aus den Röntgenaufnahmen und den Liquorbefunden ergeben. Ist das Bild auf einen Tumor des Spinalkanals verdächtig, findet sich vielleicht auch eine erhebliche Eiweißvermehrung des lumbalen Liquors oder eine Passagebehinderung beim Queckenstedtschen Versuch, dann ist wegen Tumorverdacht die Kontrastmitteldiagnostik angezeigt. Schließlich sollte man eine myelographische Untersuchung immer dann durchführen, wenn wegen hartnäckiger Therapieresistenz eines Wirbelsäulenlokalsyndroms eine operative Behandlung ernsthaft in Betracht gezogen wird. In Einzelfällen kann auch nach unbefriedigendem Operationsbefund oder bei unerwartetem Verlauf die nachträgliche Kontrastmitteldarstellung einen wertvollen Beitrag zur Frage der erneuten Operation liefern.

Der Hinweis, in besonderen Fällen seien die Liquoruntersuchung und Myelographie erforderlich, darf nicht zu der Annahme verleiten, diese Zusatzuntersuchungen gehörten zu den üblichen diagnostischen Verfahren bei Verdacht auf Bandscheibenvorfall. In den meisten Fällen sind sie überflüssig. Hier öffnen Vorgeschichte, sorgfältige klinische Untersuchung und Röntgenübersichtsaufnahmen das Tor zur Behandlung. Wenn nicht schwerwiegende frische Wurzelausfälle das klinische Bild beherrschen, steht für die Diagnostik genügend Zeit zur Verfügung. Sind dagegen funktionell belangvolle Paresen oder sogar Blasen- und Mastdarmlähmungen akut aufgetreten, so muß der ganze Untersuchungsgang auf wenige Stunden zusammengedrängt werden, damit noch am gleichen Tag die operative Wurzelentlastung angeschlossen werden kann. Die Prognose hängt dann ganz entscheidend vom Zeitfaktor ab.

2. Behandlungsplan

An erster Stelle sollen um ihrer Dringlichkeit willen *die akuten Caudasyndrome* und *erheblichere Paresen* der Beine genannt werden. Bei solchen Krankheitsbildern ist die sonst vor operativen Eingriffen geforderte konservative Vorbehandlung nicht nur zwecklos, sondern als Kunstfehler anzusehen. Die operative Wurzelentlastung innerhalb der ersten Stunden ist das einzige Verfahren, das Aussichten auf Erfolg bietet. Für alle übrigen Fälle läßt sich ein Stufenweg der Behandlung skizzieren, wobei die jeweils nächsthöhere Stufe grundsätzlich erst beim Versagen der unteren beschritten werden sollte. Treten allerdings während dieses Behandlungsganges entsprechend schwere Ausfälle auf, so gilt die Forderung nach schnellster operativer Entlastung.

Im folgenden werden die Heilmaßnahmen getrennt für Fälle mit ausschließlichem Wirbelsäulenlokalsyndrom und für solche mit leichteren Wurzelreiz- und Ausfallserscheinungen umrissen. Die Nachbehandlung und Rehabilitation sollen dann für beide Gruppen gemeinsam zusammengestellt werden.

Es ist selbstverständlich, daß man zunächst mit Behandlungsstufen beginnt, die mit den geringsten Belastungen und Unannehmlichkeiten für den Patienten verbunden sind und auch bei häuslicher wie bei stationärer Pflege nur geringe Anforderungen an technische Ausrüstung und Hilfspersonal stellen.

Behandlungsweg beim Wirbelsäulenlokalsyndrom: Die einfache Lumbago wird überwiegend mit den Mitteln der *unspezifischen Allgemeinbehandlung* in kurzer Zeit beseitigt. Hierzu gehören örtliche Wärmeanwendungen, die Verordnung analgetisch-antiphlogistisch wirkender Medikamente und manchmal auch kurzfristige Bettruhe.

Sprechen die Beschwerden nicht innerhalb weniger Tage auf diese Behandlung an, dann folgt zunächst *strenge Bettruhe*, wobei man es von dem Wohlbefinden des Patienten abhängig machen sollte, ob eine *Flachlagerung* mit Begünstigung der Lordosestellung der Wirbelsäule oder eine kyphosierende Lagerung im leicht zu improvisierenden *Stufenbett* (s. Abb. 11) zu bevorzugen ist. Gleichzeitig können die Methoden der unspezifischen Allgemeinbehandlung mit Nutzen fortgesetzt werden; die Lagerungsbehandlung ist allerdings konsequent durchzuführen. Selbst flüchtige Unterbrechungen, sei es durch den Gang zum Bad oder zur Toilette, können den Heilverlauf empfindlich stören.

Als nächste Stufe ist die *Dauerextension* zu nennen, die dann angezeigt ist, wenn die einfacheren Entlastungsmaßnahmen nicht innerhalb von 2 bis 3 Wochen zum Ziel führten. Als besonders geeignet hat sich uns das Schlittenextensionsbett nach K. DAUBENSPECK (1957) (Abb. 13) bewährt.

Versagt auch die Dauerextension, so ist der Versuch eines *Redressement in Narkose* mit nachfolgender Ruhigstellung im Gipsverband gerechtfertigt, ganz besonders dann, wenn eine deutliche Skoliose fortbesteht.

Bleibt auch nach diesem Eingriff, dessen Belastung für den Patienten dem einer mittelschweren Operation gleichkommt, der Erfolg aus, so wird man sich in Einzelfällen, vor allem wenn myelographisch ein Bandscheibenvorfall nachgewiesen werden kann, auch ohne Wurzelsymptomatik zur *operativen Revision* der in Betracht kommenden Bandscheiben entschließen müssen. Voraussetzung ist selbstverständlich, daß auch im weiteren Verlauf immer wieder das Beschwerdebild und die Funktionsstörung der Wirbelsäule übereinstimmen. Eine psychogene Ausgestaltung des Krankheitsbildes verpflichtet zu besonderer Zurückhaltung gegenüber operativen Eingriffen.

Die *Spanversteifung* des erkrankten Wirbelsäulenabschnittes, die als letzte Therapiestufe übrig bleibt, ist für die Behandlung von Bandscheiben*vorfällen* ungeeignet. Der Eingriff setzt voraus, daß ein Vorfall ausgeschlossen oder schon vorher operativ beseitigt worden ist. Er ist ferner nur dann angezeigt, wenn eine ausgiebige Nachbehandlung mit Kräftigung des Muskelkorsetts nicht imstande war, Gefügelockerung und Rückenbeschwerden auszugleichen. Von den verschiedenen Methoden haben sich die bei der Versteifung von Skoliosen bevorzugten Originalverfahren nach F. H. ALBEE (1911), R. A. HIBBS (1911) und A. HENLE (1927) weniger gut bewährt, da bei den Bandscheibenerkrankungen in der Regel nur ein Segment ruhiggestellt werden soll. Ausreichende Stabilität scheint mit dem sogenannten Wäscheklammerspan oder H-Span nach D. M. BOSWORTH (1945) und dessen Modifikationen erreichbar zu sein. Auch das Verkeilen des Intervertebralspaltes nach R. B. CLOWARD (1953) vermag zuverlässige Ergebnisse zu bringen, verlangt allerdings besondere operativ-technische Sorgfalt und Erfahrung.

Der Behandlungsweg bei leichteren radikulären Reiz- und Ausfallserscheinungen: Die *Möglichkeiten der unspezifischen Allgemeinbehandlung* reichen bei derartigen Krankheitsbildern im allgemeinen nicht aus, um die Wurzelkompression rasch zu beseitigen und einer Verschlimmerung vorzubeugen. Sie sollten deshalb nur als Unterstützungsmaßnahmen die erforderliche Ruhigstellung und Entlastung der Wirbelsäule ergänzen, die oft schon durch einfache *Bettruhe* erreicht wird. Zuverlässiger und rascher führt allerdings die spezielle *Lagerung* zur Beseitigung des radikulären Schmerzes, wobei — wie schon wiederholt betont — es nicht von der „Weltanschauung" des Arztes, sondern von den Beschwerden des Patienten abhängen sollte, ob eine Flachlagerung oder eine Stufenlagerung bevorzugt wird. Verschwinden die radikulären Beschwerden bei Kyphosierung, so etwa im Sitzen, dann ist das Stufenbett angezeigt; bringt eine Lordosehaltung Entlastung, so ist das flache Liegen auf harter Unterlage zweckmäßiger.

Wenn nicht bereits innerhalb weniger Tage eine deutliche Besserung einsetzt, so sollte man nicht zögern, als nächste Behandlungsstufe die *Dauerextension* anzuschließen, die im allgemeinen nur unter klinischen Pflegebedingungen durchführbar ist. Trotzt der radikuläre Schmerz auch dieser Maßnahme, so ist weiteres Zuwarten zwecklos. Die Therapie der Wahl ist dann die *operative Wurzelentlastung* durch Entfernung des Bandscheibenvorfalles. Nach unseren Erfahrungen (Tab. 12) sprechen allerdings etwa 80% der Fälle auf die gezielte konservative Therapie an, so daß nur bei jedem 5. klinisch behandelten Patienten mit leichteren radikulären Reiz- und Ausfallserscheinungen eine Operation notwendig wird. Dieses Zahlenverhältnis ist auch in den letzten 4 Jahren, nämlich seit Abschluß der Nachuntersuchungen, konstant geblieben.

Der hier umrissene therapeutische Stufenplan ermöglicht es, rasch festzustellen, ob die jeweilige Behandlungsweise ausreicht oder ob die nächst höhere Stufe erforderlich ist. Selbst wenn alle Stufen einschließlich der Operation durchlaufen werden müssen, kann die stationäre Behandlung unter Einschluß der Nachbehandlungsmaßnahmen nach 6 Wochen abgeschlossen sein. Daher läßt es sich heute nicht mehr verantworten, durch Beharren in unzureichenden Therapiestufen die Heilung hinauszuzögern und damit die Gefahr eines Auslaufens des Sozialversicherungsschutzes oder bei Nichtversicherten sonstige schwerwiegende wirtschaftliche Nachteile heraufzubeschwören.

Nachbehandlung und Rehabilitation: Aufgabe der Nachbehandlung ist es, durch vorsichtig gesteigerte Übungen die geschwächte Rückenmuskulatur zu kräftigen, normale statische Verhältnisse wiederherzustellen, die meist noch überdauernden vegetativen Reizerscheinungen zu beseitigen und die Rückbildung radikulärer Ausfälle zu fördern. Es ist dabei nur von untergeordneter Bedeutung, welche Behandlungsstufe zum Abklingen der akuten Erscheinungen geführt hatte. Unterschiedliche Gesichtspunkte ergeben sich lediglich, wenn nach konservativer Therapie unter der Nachbehandlung erneut radikuläre Symptome auftreten. In solchen Fällen gelten die gleichen Richtlinien wie bei frischen Erkrankungen. Wegen dieser Rezidivgefahr ist es besonders wichtig, die Belastungen in der Anfangszeit nur vorsichtig zu steigern.

Die *Kräftigung des Muskelkorsetts* beginnt am besten mit isometrischen Spannungsübungen, unter Anleitung einer geschulten Krankengymnastin. Die wechselnde Anspannung der Rückenmuskulatur soll zunächst ohne sichtbaren Bewegungsausschlag erfolgen. In der nächsten Phase werden in Bauchlage erst das eine, dann das andere Bein und schließlich beide Beine gegen die Unterlage gepreßt, um auch die Bauchmuskulatur und den M. iliopsoas durch die Übungsbehandlung zu erfassen. In der Folge werden die ausgestreckten Arme in die Spannungsübungen einbezogen und zuletzt die Gesäßmuskeln und die kleinen Beckenmuskeln gegen Widerstand gekräftigt. Die gleichen Spannungsübungen gegen die Unterlage werden dann in Rückenlage durchgeführt. Wird zu isotonischen Übungen mit sichtbarem Bewegungsausschlag übergegangen, dann sollte, wenn die äußeren Möglichkeiten gegeben sind, das Bewegungsbad verwendet werden, das die Vorteile der gleichmäßigen Durchwärmung und Lockerung bei einer Wassertemperatur von 32 Grad mit der durch das archimedische Prinzip bedingten Eigengewichtsentlastung verbindet. Schwimmübungen aus der Rückenlage werden von den Kranken im allgemeinen bevorzugt. Aber auch außerhalb des Bewegungsbades können die notwendigen Maßnahmen der stufenweisen Belastung der Wirbelsäule auf einer am Boden liegenden Matte, beim Hängen an Ringen oder an der Sprossenwand mit schräg eingehängten Schwebebalken individuell dosiert werden.

Zur Behandlung lokaler vegetativer Reizerscheinungen und muskulärer Verspannungen, die als Störungsfaktoren in der Phase der krankengymnastischen Therapie eine erhebliche Rolle spielen, erscheint es vielfach zweckmäßig, die schon während der Bettruhe begonnene analgetische Behandlung mit Salicyl, Pyramidon und Butazolidin-Körpern in freier Kombination mit Neuroplegica wie etwa Phenothiazin, Reserpin und Meprobamat fortzusetzen. Spezielle Formen der *Massage* sollten in erster Linie die Beine berücksichtigen, um die Nachwirkungen der Wurzelreizerscheinungen, vor allem hartnäckige Myogelosen, rascher abklingen zu lassen. Bei verbliebenen Paresen ist tunlichst der Muskel zu kräftigen; der totale Ausfall eines Muskels verlangt die *Elektrotherapie* mit galvanischem oder mit Exponentialstrom. Ausgesprochene Lähmungen im Bereich der Fußheber benötigen oft viele Monate zur Rückbildung. Zuweilen handelt es sich auch um dauerhafte Defekte. Die *Versorgung mit orthopädischem Schuhwerk* unter Verwendung des Heidelberger Winkels vermag in solchen Fällen die Funktionsstörung weitgehend auszugleichen und dadurch die Arbeitsfähigkeit wieder herzustellen.

Zweifellos ist ein gut ausgebildetes Muskelkorsett, dessen Kräftigung durch die kurz erläuterten krankengymnastischen Behandlungsmethoden sicherlich begünstigt wird, eine wichtige Voraussetzung, um die vorübergehende Schwäche im Knorpel- und Bandapparat der Wirbelsäule auszugleichen. Da diese Kräftigung Wochen und Monate, manchmal sogar einige Jahre beansprucht, wird man in Einzelfällen gezwungen sein, zunächst stabilisierende Maßnahmen äußerer Art anzuwenden und die Patienten mit einem Drellmieder mit oder ohne Pelotte zu versorgen, damit die notwendige statische Belastbarkeit für berufliche Aufgaben frühzeitig erreicht wird. Ein derartiges Mieder soll grundsätzlich nur als Übergangshilfe verordnet werden. Auch die Entwöhnung stellt eine gezielte ärztliche Maßnahme dar und darf keinesfalls dem Belieben des Patienten überlassen bleiben. Nur auf diese Weise sind die ungünstigen psychologischen Rückwirkungen der Miederversorgung weitgehend vermeidbar.

Die *Behandlung der Blasenstörungen nach Caudasyndromen* verlangt spezielle Kenntnisse. In der Regel handelt es sich hier um eine atonische Blase, die durch eine völlige Harnverhaltung gekennzeichnet ist. In den ersten 2 Wochen muß die Blase zweimal täglich durch Katheter entleert werden, um eine Überdehnung der Wand zu vermeiden. Gelingt nach diesem Zeitraum auch unter Doryl und manueller Expression die Spontanentleerung noch nicht, so wird man sich häufig, auch aus Gründen der pflegerischen Vereinfachung, zum Anlegen eines Dauerkatheters entschließen. Dieser muß abgestöpselt sein und darf nur in Intervallen von mehreren Stunden zur Urinentleerung freigegeben werden, da sich sonst eine Schrumpfblase ausbildet. Täglich sollte ferner für einige Stunden ein Blasenspülgerät nach Art der Tidal-Drainage angeschlossen werden. Die so gesetzten Dehnungs- und Entleerungsreize fördern die Ausbildung von Detrusorkontraktionen, so daß sich schließlich ein Blasenautomatismus ausbildet, der eine regelmäßige und ausreichende Entleerung ohne Katheter ermöglicht. Bei sorgfältiger Technik und Pflege sind Harninfektionen sehr viel seltener geworden. Treten sie trotzdem auf, so ist nach bakteriologischer Erreger- und Resistenzbestimmung eine gezielte örtliche und allgemeine antibiotische Therapie notwendig.

Die *Darmentleerung* spielt sich in der Regel verhältnismäßig bald spontan wieder ein. Manuelle Ausräumung kann in Einzelfällen während der Anfangszeit erforderlich werden. Meist genügt aber eine medikamentöse Nachhilfe mit leichten Abführmitteln, wobei sich am besten Präparate bewährt haben, die über eine Vermehrung des Darminhaltes oder als Kontaktlaxantien die Peristaltik anregen.

Berufliche Eingliederung und soziale Hilfen: Nach Abschluß der Nachbehandlung, die je nach Schwere des akuten Krankheitsbildes kaum je länger als 4—6 Wochen währt, sind die Patienten meist wieder im alten Beruf einsatzfähig. Dies gilt insbesondere für Tätigkeiten, die nicht mit schwerem Heben aus gebückter Haltung verbunden sind. Auch wenn eine operative Wurzelrevision vorausgegangen war, ist nach dieser Zeit in der Regel die Arbeitsfähigkeit zu bejahen. Nur nach operativen Spanversteifungen werden längere Schonungszeiten benötigt. Sie liegen je nach der Schwere des Berufes zwischen 3 und 9 Monaten.

Ein *Berufswechsel* in körperlich weniger belastende Tätigkeitsgebiete empfiehlt sich dann, wenn häufige Rezidive vorausgegangen waren und eine konservative Therapie zur Beschwerdefreiheit geführt hatte. Sonst ist hier die Gefahr weiterer Rezidive erfahrungsgemäß beträchtlich. Rechtzeitig eingeleitete Anlern- oder Umschulungsmaßnahmen können in solchen Fällen die drohende Berufsunfähigkeit bannen. Die üblichen Badekuren reichen dazu selten aus.

Während das Heilverfahren im akuten Stadium bei Sozialversicherten in der Regel von den Trägern der gesetzlichen Krankenversicherungen gewährt wird, fallen die *Maßnahmen zur Erhaltung, Besserung und Wiederherstellung der Erwerbsfähigkeit* in den Aufgabenbereich der Rentenversicherungsträger. Für die entsprechende Zeit besteht Anspruch auf *Übergangsgeld* als Überbrückungshilfe. Diese vom Gesetzgeber vorgesehene Möglichkeit schützt auf der einen Seite vor sozialem Abstieg und vermeidet andererseits die psychologischen Gefahren, die in einer vorzeitigen Rentengewährung liegen, selbst wenn diese nur vorübergehend erfolgen sollte.

Sofern ein Arbeitsplatzwechsel nicht auf einfache Weise durch innerbetriebliche Umbesetzung erfolgen kann, sollte man sich stets der Hilfe der Bundesanstalt für Arbeitsvermittlung und Arbeitslosenversicherung bedienen. Die örtlichen Arbeitsämter verfügen über einen gut geschulten Stab von Berufsberatern, Sonderberatern, Vermittlern und Schwerbeschädigtenvermittlern, die in der Lage sind, die Berufsneigungen, Fähigkeiten und vorhandenen örtlichen Arbeitsmöglichkeiten in Einklang zu bringen. Wenn erforderlich, können auch von dieser Seite aus berufliche Bildungsmaßnahmen eingeleitet werden. Nur in ganz seltenen Ausnahmefällen, etwa kurz vor dem Erreichen der Altersgrenze oder bei gleichzeitig bestehenden anderen, die Arbeitsfähigkeit beeinträchtigenden Leiden kann die Gewährung der *Berufsunfähigkeits- oder Erwerbsunfähigkeitsrente* berechtigt sein.

Bei nicht sozialversicherten Hilfsbedürftigen sind umfassende Rehabilitationsmaßnahmen, wenn erforderlich, über den Landes- und Bezirksfürsorgeverband im Rahmen des *Körperbehindertengesetzes* erreichbar.

Die *gesetzliche Unfallversicherung* wird nur in den seltensten Fällen als Kostenträger in Betracht kommen, da ein entschädigungspflichtiges Unfallereignis im allgemeinen nicht als Ursache eines Bandscheibenvorfalles anzuerkennen ist. Auch einmalige vorübergehende Verschlimmerungen können nur ausnahmsweise angenommen werden. Selbst in solchen Fällen würde die Bedeutung einer vorübergehenden Unfallrente gegenüber den Aufgaben und Möglichkeiten der Berufsfürsorge zurücktreten.

Literaturverzeichnis

ABBOTT, K. H., R. H. RETTER and W. H. LEIMBACH: The role of perineurial sacral cysts in the sciatic and sacrococcygeal syndromes. A review of the literature and report of 9 cases. J. Neurosurg. **14,** 5—21 (1957).

ADSON, A. W., and W. O. OTT: Results of the removal of tumors of the spinal cord. Arch. Neurol. Psychiat. **8,** 520—538 (1922).

AITKEN, A. P.: Rupture of intervertebral disc in industry. Further observations on end results. Amer. J. Surg. **84,** 261—267 (1952).

—, and C. H. BRADFORD: End results of ruptured intervertebral discs in industry. Amer. J. Surg. **73,** 365—380 (1947).

ALAJOUANINE, T., et D. PETIT-DUTAILLIS: Le nodule fibro-cartilagineux de la face postérieure des disques inter-vertébraux. I. Etude anatomique et pathogénique d'une variété nouvelle de compression radiculo-médullaire extradurale. Presse méd. **38,** 1657—1662 (1930).

— — Le nodule fibro-cartilagineux de la face postérieure des disques intervertébraux. II. Etude clinique et thérapeutique d'une variété nouvelle de compression radiculo-médullaire extra-durale. Presse méd. **38,** 1749—1751 (1930).

— et R. THUREL: Nouvelle contribution à l'étude de la sciatique chirurgicale. Rev. neurol. **79,** 52—53 (1947).

ALBEE, F. H.: Transplantation of a portion of the tibia into the spine for Pott's disease. J. Amer. Med. Ass. **57,** 885—886 (1911).

— Meine Verwendung der Knochentransplantation. Verh. Dtsch. orthop. Ges. 13. Kongreß, 112 (1914).

—, and A. KUSHNER: ALBEE spine fusion operation in treatment of scoliosis. Surg. Gynec. Obstet. **66,** 797—803 (1938).

ALBERT, F.: A propos des sciatiques chirurgicales: l'hypertrophie des ligaments jaunes. Lyon chir. **48,** 40—54 (1953).

ALFRED, K. S.: Surgical treatment of herniated lumbar intervertebral disc. Follow-up study of 130 patients without spinal fusion. Amer. J. Surg. **81,** 390—400 (1951).

ARBUCKLE, R. K., CH. SHELDEN and R. H. PUDENZ: Pantopaque myelography: correlation of roentgenologic and neurologic findings. Radiology **45,** 356—369 (1945).

ARNELL, S.: Myelography with skiodan. Amer. J. Roentgenol. **66,** 241—244 (1951).

AURELIANUS, C.: zit. nach I. E. DRABKIN: Acute diseases and chronic diseases. Page 907 to 909, Chicago: Univ. Chicago Press 1950.

AXT, CH.: Bewirkt Schwerarbeit vermehrte Verschleißerscheinungen am Haltungs- und Bewegungsapparat? Z. Orthop. **92,** 402—409 (1960).

BÄKER, A.: Zur Frage der Operation und konservativen Behandlung des lumbalen Bandscheibenvorfalls. Med. Welt **1952,** 46—47.

— Zur Redressionsbehandlung der Wirbelsäule. Medizinische **1954,** 318—322.

BANNWARTH, A.: Die entzündliche Polyneuritis mit dem Liquorsyndrom von GUILLAUME und BARRÉ (Polyradiculitis) im Rahmen einer biologischen Krankheitsbetrachtung. Arch. Psychiat. Nervenkr. **115,** 567—672 (1943).

— Zur Ätiologie und Pathogenese der Ischias. Ärztl. Wschr. **3,** 417—423 (1948).

— Zur Lehre von der „Ischias", die krankmachenden Faktoren. Ärztl. Wschr. **5,** 874 bis 878 (1950).

BARR, J. S.: Ruptures intervertebral disc and sciatic pain. J. Bone Jt Surg. **29**, 429—437 (1947).

BAYER, H.: Die rheumatische Muskelhärte — ein Eigenreflextetanus. Klin. Wschr. **27**, 122—126 (1949).

— und G. IHLENFELDT: Neue objektive Befunde beim gewöhnlichen Muskelrheumatismus. Chirurg **20**, 625—628 (1949).

BECK, W.: Die röntgenologisch sichtbare Heilung von Wirbelbrüchen und Bandscheibenschäden. Mschr. Unfallheilk. Beiheft **48**, 154—157 (1955).

BECKER, J.: Zur temporären Sympathikusausschaltung. Dtsch. med. Wschr. **79**, 972—976, 979 (1954).

BECKER, P. E.: Zur Erblichkeit der Ischias. Z. ges. Neurol. Psychiat. **162**, 183—201 (1938).

BERGER, W.: Die fokale Infektion als Problem der Allergie. Verh. Msch. Ges. inn. Med. **1939**, 455—486.

BERRIS, H.: Tuberculous spondylitis simulating herniated intervertebral disk. Neurology (Minneap.) **4**, 710—712 (1954).

BODECHTEL, G.: Differentialdiagnose neurologischer Krankheitsbilder. Stuttgart: Georg Thieme 1958.

BONOMO, L.: Laminectomia laterale: nuovo metodo di operatera del canale rachidiano. Giorn. med. eserc., Roma, **50**, 1132—1157 (1902).

BOSWORTH, D. M.: Clothespin graft of spine for spondylolisthesis and laminal defects. Amer. J. Surg. **67**, 61—67 (1945).

BOURMER, H. R.: Zwischenfälle bei der konservativen Sympathicusausschaltung. Med. Klin. **45**, 458—461 (1950).

BRADFORD, F. K., and R. G. SPURLING: Intraspinal causes of low back and sciatic pain; results in sixty consecutive low lumbar laminectomies. Surg. Gynec. Obstet. **69**, 446—459 (1939).

— — Die Bandscheibe. Stuttgart: Ferdinand Enke 1950.

BRAHME, L. A.: Contribution to the knowledge of the prognosis of ischias. Acta med. scand. **110**, 1—13 (1942).

BROCHER, I. E. W.: Die Prognose der Wirbelsäulenleiden. Eine berufsprophylaktische Betrachtung. Stuttgart: Georg Thieme 1957.

BROMAN, K.: Tio års erfarenhet av rörelseterapi på lumbago-ischias-patienter. Nord. Med. **23**, 1299—1300 (1944).

BRONISCH, F. W.: Akute Exazerbation eines Querschnittsprozesses nach paravertebraler Anästhesie. Dtsch. med. Wschr. **73**, 239—241 (1948).

— Zur neurologischen Diagnose der Wurzelschädigung L 5. Der Tibialis posterior-Reflex. Nervenarzt **24**, 54—57 (1953).

BROSER, F.: Der Einfluß mechanischer Faktoren auf die Lokalisation allergischer Serumerkrankungen des Nervensystems. Nervenarzt **23**, 369—372 (1952).

DEL BUONO, M. S.: Die lumbale Myelographie zur Diagnose der Diskushernie. Fortschr. Röntgenstr. **87**, 334—342 (1957).

BURNS, B. H., and R. H. YOUNG: Backache. Lancet **1947**, 623—626.

BUSACK, E.: Spätergebnisse bei 100 Redressementbehandlungen von Bandscheibenschäden. Verh. Dtsch. orthop. Ges. **88**, 453—456 (1958).

BUSCH, E., A. ANDERSEN, B. BROAGER, E. CHRISTENSEN, T. CLAUDIUS, T. FOG, P. PERMIN, E. SNORRASON und E. TRUELSEN: Den lumbale discuspro'aps. Ugeskr. Laeg. **111**, 165—188 (1949).

BUSCH, E., A. ANDERSEN, B. BROAGER, E. CHRISTENSEN, T. CLAUDIUS, T. FOG, P. PERMIN, E. SNORRASON et E. TRUELSEN: Le prolapsus discal lombaire. Acta psychiat. (Kbh.) **25**, 443—500 (1950).

Chapchal, G.: Quelques remarques sur la dégénérescence du disque intervertébrale et son traitement. Presse méd. **65,** 1380 (1957).

— Het cervicobrachiale syndroom. Ned. T. Geneesk **102,** 61—65 (1958).

Chavany, J. A., P. Janny et D. Hagemüller: Section physiologique de la racine. Processus curateur spontané de certaines sciatiques. Presse méd., **57,** 773—774 (1949).

Cloward, R. B.: The treatment of ruptured lumbar intervertebral discs by vertebral body fusion. 1. Indications, operative technique, after care. J. Neurosurg. **10,** 154 to 168 (1953).

Copeman, W. S. C., and L. G. C. Pugh: Effects of artificial dehydration in rheumatism. Lancet **1945 II,** 553—555.

Cordel, H.: Über Liquorveränderungen bei Ischias. Nervenarzt **12,** 243—247 (1939).

Costal, M. J., y J. A. Seggiaro: Importancia de la discografía en el diagnóstico de las hernias de núcleo pulposo de la región lumbar. Arch. Crimin. Neuropsiq. **3,** 572—582 (1955).

Cotugno, D.: De ischiade nervosa commentarius. Wien 1770.

Dandy, W. E.: Loose cartilage from intervertebral disk simulating tumor of the spinal cord. Arch. Surg. **19,** 660—672 (1929).

— Concealed ruptured intervertebral discs; plea for elimination of contrast mediums in diagnosis. J. Amer. Med. Ass. **117,** 821—823 (1941).

— Recent advances in the treatment of ruptured (lumbar) intervertebral disks. Ann. Surg. **118,** 639—646 (1943).

— Newer aspects of ruptured intervertebral disks. Ann. Surg. **119,** 481—484 (1944).

Daubenspeck, K.: Ein Schlittenextensionsbett. Chirurg **24,** 335—336 (1953).

Davis, L., J. Martin and St. L. Goldstein: Sensory changes with herniated nucleus pulposus. J. Neurosurg. **9,** 133—138 (1952).

Decker, H. G. and S. W. Shapiro: Herniated lumbar intervertebral disks. Arch. Surg. (Chicago) **75,** 77—84 (1957).

Decoulx et C. Soulary: Les sciatiques discales. Résultats éloignés de 115 cas opérés. Lille chir. **3,** 157—178 (1948).

Déjérine, I. et M. Regnard: Sciatique radiculaire avec paralysie dissociée des muscles antero externes de la jambe droite. Intégrité du jambier antérieur. Anésthésie dans le territoire de S 1. Rev. neurol. **23,** 288—290 (1912).

Demme, H.: Die Liquordiagnostik in Klinik und Praxis. München: Lehmann 1935.

Diemath, H. E., und F. Heppner: Spätergebnisse und Verlaufskontrollen nach lumbalen Diskusoperationen. Med. Klin. **53,** 1263—1267 (1958).

Dittmar, O.: Knoll Mittlg. f. Ärzte, **1939,** 175.

Döring, G.: Zur Histopathologie der Neuritis lumbosacralis. Dtsch. Z. Nervenheilk. **148,** 171—177 (1939).

Driesen, W.: Die Behandlung der mit einer Querschnittslähmung einhergehenden Wirbelfrakturen. Dtsch. med. Wschr. **81,** 1416—1419 (1956).

Dültgen, Ch.: Wege zur krankengymnastischen Behandlung der akuten und chronischen Bandscheibenschäden. Krankengymnastik, München **4,** 134—136 (1952).

Durbin, F. C.: Conservative treatment of sciatic pain by immobilisation in plaster jacket. J. Bone Jt Surg. B **30,** 487—489 (1948).

Dyck, L.: Beitrag zur Therapie des Bandscheibenvorfalles im akuten Anfall. Dtsch. Gesundh.-Wes. **5,** 1294—1295 (1950).

Echols, D. H., and F. C. Rehfeldt: Failure to disclose ruptured intervertebral disks in 32 operations for sciatica. J. Neurosurg. **6,** 376—382 (1949).

Ectors, L.: Sciatalgie par hernie discale. Considérations sur 100 cas opérés. Résultats immédiats et tardifs. Acta orthop. belg. **15,** 217—234 (1949).

EDINGER, L.: Vergleichend-entwicklungsgeschichtliche und anatomische Studien im Bereiche des Zentralnervensystems. II. Über die Fortsetzung der hinteren Rückenmarkswurzeln zum Gehirn. Anat. Anz. **4,** 121—128 (1889).

EKVALL, S.: Enquête clinique, au printemps de 1938, sur les cas de sciatique observés durant les années 1933 et 1934. Acta med. scand. **101,** 1—33 (1939).

ELLIOTT, F. A.: Tender muscles in sciatica; electromyographic studies. Lancet **1944 I,** 47—49.

ELLMER, G.: Rückenmarksschädigungen durch Erkrankungen der Zwischenwirbelscheiben. Chirurg **4,** 805—808 (1932).

ELZE, C.: Headsche Zonen und Dermatome. Nervenarzt **28,** 465—469 (1957).

ENDLER, F.: Zur Frage der Extensions- und Lagerungsbehandlung der Lumbalgie und symptomatischen Ischialgie. Wien. med. Wschr. **106,** 84—86 (1956).

ENGLICH, R. H., and J. B. SPRIGGS: Pain pathways in the herniated nucleus pulposus syndrome. A preliminary report. Milit. Surgeon **102,** 213—216 (1948).

EPSTEIN, B. S.: Complete block of the lumbar spinal canal due to herniation of the nucleus pulposus. Amer. J. Roentgenol. **61,** 775—783 (1949).

ERBSLÖH, F., und A. PUZIK: Nil nocere! Rückenmarks- und Kaudaläsionen als Therapieschäden nach paravertebralen Injektionen. Münch. med. Wschr. **101,** 517—521, 559 bis 563.

ERLACHER, P. R.: Direkte Kontrastdarstellung des Nucleus pulposus, zugleich ein Beitrag zur Pathologie der Bandscheibe. Z. Orthop. **80,** 40—57 (1951).

EYRE-BROOK, A. L.: A study of late results from disc operations: present employment and residual complaints. Brit. J. Surg. **39,** 289—296 (1952).

FALCONER, M. A.: Neurological syndroms produced by posterior protrusions of the lumbar intervertebral discs. N. Z. med. J. **43,** 58—72 (1944).

— Intervertebral disc surgery. Lancet **1947,** 667.

— M. MCGEORGE and A. CH. BEGG: Observations on cause and mechanism of symptom-production in sciatica and low-back pain. Brain **11,** 13—26 (1948).

— — — Surgery of lumbar intervertebral disk protrusion. A study of principles and results based upon one hundred consecutive cases submitted to operation. Brit. J. Surg. **35,** 225—249 (1948).

FICK, R.: Handbuch der Anatomie und Mechanik der Gelenke. Bd. 2. Jena: Fischer 1910.

FISCHER, F. K.: Neue Methoden zur Darstellung von Bandscheibenveränderungen bei Lumbago und Ischias. Schweiz. med. Wschr. **79,** 213—217 (1949).

FOERSTER, O.: Die traumatischen Läsionen des Rückenmarks auf Grund der Kriegserfahrungen. In: Handbuch d. Neurologie, Erg. Bd. Teil II/1, S. 1721—1927. Berlin: Springer 1929.

— Spezielle Physiologie und funktionelle Pathologie der quergestreiften Muskeln. In: Handbuch d. Neurologie Bd. III/1. Herausgegeben von O. BUMKE u. O. FOERSTER. Berlin: Springer 1937.

FORD, L. T., R. H. RAMSEY, E. P. HOLT and J. A. KEY: An analysis of one hundred consecutive lumbar myelograms followed by disc operations for relief of low-back pain and sciatica. Surgery **32,** 961—966 (1952).

DE FOREST SMITH, A.: The surgical treatment of low back pain. Surgery **4,** 13—20 (1938).

FRANCILLON, M. R.: Der Durchhang in der konservativen Behandlung der Diskushernie. Verh. Dtsch. orthop. Ges. **41,** 116—117 (1954).

FRIBERG, S.: Low-back and sciatic pain caused by intervertebral disc herniations. Acta chir. scand. **85,** Suppl. 64 (1941).

— The lumbar disc-degeneration and sciatica. Bull. schweiz. Akad. med. Wiss. **3,** 269 bis 278 (1947).

— Lumbar disc degeneration in problem of lumbago sciatica (Sir Robert Jones Lecture). Bull. Hosp. Jt Dis. (N.Y.) **15,** 1—20 (1954).

FRIBERG, S., and C. HIRSCH: On late results of operative treatment for intervertebral disc prolapses in lumbar region; preliminary report. Acta chir. scand. **93**, 161—168 (1946).

— — Anatomical and clinical studies on lumbar disc degeneration. Acta orthop. scand. **19**, 222—242 (1949).

—, and L. HULT: Comparative study of abrodil myelogram and operative findings in low back pain and sciatica. Acta orthop. scand. **20**, 303—314 (1951).

GATHIER, J. C.: A case of absolute stenosis of the lumbar vertebral canal in adults. Acta Neurochir. (Wien) **7**, 344—349 (1959).

GERONNE, A.: Über die Behandlung chronischer Formen der Ischias; ein Beitrag zur Frage fokaler Infektion, „Pseudofocus" und Psychotherapie. Med. Welt **13**, 405—407 (1939).

GIULIANI, K.: Die konservativen mechanischen Behandlungsmethoden des lumbalen Bandscheibensyndroms. Neue med. Welt **1**, 454—457 (1950).

— Konservative Behandlung der Bandscheibenschäden (Indikationen, Methoden, Früh- und Spätresultate, Beobachtungen von Schäden bzw. Rezidiven nach Operationen. Arch. klin Chir. **267**, 113—116 (1951).

— Die konservative Behandlung des Bandscheibenvorfalls. Verh. Dtsch. orthop. Ges. **41**, 105—112 (1954).

GLONING, K., und E. M. KLAUSBERGER: Fragen neurologischer Begutachtung: die lumbale Bandscheibenhernie. Wien. med. Wschr. **107**, 202—206 (1957).

GLOOR, P., E. WORINGER, J. SCHNEIDER et G. BROGLY: Lombosciatiques par anomalies vasculaires épidurales. Contribution à l'étude de la pathologie du plexus veineux intrarachidien. Schweiz. med. Wschr. **82**, 537—542 (1952).

GOETZE, W.: Über Symprocainschäden infolge Fehlinjektion bei lumbaler Grenzstrangblockade. Ärztl. Wschr. **7**, 40—47 (1952).

GOLDTHWAITE, J. E.: The lumbosacral articulation. An explanation of many cases of „lumbago", „sciatica" and paraplegia. Boston Med. surg. J. **164**, 365—372 (1911).

GRABKA, E.: Krankengymnastische Behandlung bei Bansdcheibenveränderungen der Lendenwirbelsäule. Krankengymnastik, München **2**, 4—5 (1950).

GRÄFF, S.: Klinisch bedeutsame Formen des Befalls der Wirbelsäule. In H. HAFERKAMP: Die Veränderungen der Wirbelsäule als Krankheitsursache. Stuttgart: Hippokrates 1955.

GRANT, F. C.: Operative results in intervertebral discs. Ann. Surg. **124**, 1066—1071 (1946).

GRASSBERGER, A., und R. SEYSS: Zur diagnostischen Wertigkeit der Nucleographie. Bruns' Beitr. klin. Chir. **191**, 222—227 (1955).

DE GROOD, M. P. A. M.: Hernia nuclei pulposi lumbalis en Tumor caudae equinae. Ned. T. Geneesk **1**, 670—675 (1950).

GROS, H.: Über die Gefahren bei der Novocainblockade des Sympathicusgrenzstranges. Dtsch. med. Rdsch. **3**, 592—593 (1949).

GUDZENT, F.: Ischias und Spina bifida occulta. Klin. Wschr. **58**, 249—250 (1921).

GÜNTZ, E.: Nichtentzündliche Wirbelsäulenerkrankungen. In: HOHMANN, G., M. HAKKENBROCH u. K. LINDEMANN: Handbuch der Orthopädie Bd. 2. S. 537ff. Stuttgart: Georg Thieme 1958.

GUILLAUME, J., et P. JANNY: Etude critique du traitement chirurgical de la lombosciatique d'après l'étude statistique de 1000 cas opérés. Presse méd. **61**, 172—174 (1953).

GUTMANN, G.: Das heiße Eisen Chiropraktik. Rhein. Ärztebl. **14**, 152—161 (1960).

GUTZEIT, K.: „Der vertebrale Faktor im Krankheitsgeschehen" in K. GUTZEIT: Röntgenkunde und Klinik vertebragener Krankheiten. Stuttgart: Hippokrates 1956.

HAGELSTAMM, L.: Retroposition of lumbar vertebra. Acta chir. scand. Suppl. **143** (1949).

HANRAETS, P. R. M. J.: The degenerative back and its differential diagnosis. Amsterdam London, New York, Princeton: Elsevier Publ. Comp. 1959.

Hansen, K.: Allergie. Stuttgart: Georg Thieme 1957.
— und H. Schliack: Über Segmentinnervation, Headsche Zonen und Metamerie. Nervenarzt **28,** 469—474 (1957).
— und A. v. Staa: Reflektorische und algetische Krankheitszeichen. Leipzig: Georg Thieme 1938.
Hardt, H.-O.: Ergebnisse der konservativen Ischiasbehandlung. Verh. Dtsch. Orthop. Ges. **84,** 118—122 (1954).
Harff: Konservative und krankengymnastische Behandlung der Bandscheibenerkrankungen. Verh. Dtsch. Orthop. Ges. **87,** 257—262 (1956).
Henle, A.: Die Chirurgie der Wirbelsäule. In: Handb. d. prakt. Chirurgie, Bd. 4, 6. Aufl. 1927.
Heppner, F., und O. Moshammer: Betrachtungen zur operativen Behandlung lumbaler Diskushernien. Wien. klin. Wschr. **68,** 901—904 (1956).
Herlin, L.: The lateral fifth lumbar root syndrome in sciatica. Opusc. med. (Stockh.) **3,** 85—91 (1953).
Hibbs, R. A.: An operation for progressive spine deformities. N.Y. Med. J. **93,** 1013 to 1016 (1911).
Hiller, F.: Rückenmark. In L. Mohr u. R. Staehelin: Handbuch der inneren Medizin, 4. Aufl. Berlin, Göttingen, Heidelberg: Springer 1953.
Hirsch, C.: An attempt to diagnose the level of a disc lesion clinically by disc puncture. Acta orthop. scand. **18,** 132—140 (1948).
— Studies on the pathology of low back pain. J. Bone Jt Surg. B **41,** 237—243 (1959).
Höchst, C. A.: Die Bedeutung des Laségueschen Zeichens beim Bandscheibenschaden. Referat, 4. Tagung der Nordw.dtsch. Orth. Ver. 1951 (nicht veröffentlicht).
— Zeichen für die Operabilität der Discopathie. Referat, Tagung der Nordw.dtsch. Orth. Ver. 1952 (nicht veröffentlicht).
Hoff, F.: Über Therapieschäden. Medizinische **1957,** 587—596.
Hohmann, G.: Orthopädische Technik. Bandagen und Apparate, ihre Anzeige und ihr Bau. Aus: Klinik und Werkstatt, 4. Aufl. Stuttgart: Ferdinand Enke 1958.
Idelberger, K.: Beitrag zur Diagnose und orthopädischen Behandlung des Bandscheibenprolapses. Arch. klin. Chir. **263,** 180—200 (1949); **267,** 134—136 (1951).
— Lumbaler Bandscheibenprolaps, Scheuermannsche Krankheit und cervikale Osteochondrosen. Arch. klin. Chir. **267,** 134—136 (1951).
Irsigler, F. J.: Mikroskopische Befunde in den Rückenmarkswurzeln beim lumbalen und lumbosakralen (dorsolateralen) Diskusprolaps. Acta neurochir. (Wien) **1,** 478 bis 516 (1951).
Jaeger, F.: Der Bandscheibenvorfall (Nucleus-pulposus- und Discus-Hernie). Berlin: Walter de Gruyter 1951.
— Konservative oder operative Behandlung des Bandscheibenvorfalles. Med. Klin. **46,** 1257—1262 (1951).
— Chirurgie der Wirbelsäule und des Rückenmarks. Stuttgart: Georg Thieme 1959.
Jennett, W. B.: A study of 25 cases of compression of the cauda equina by prolapsed intervertebral discs. Brain **19,** 109—116 (1956).
Joisten, Th.: Möglichkeiten und Grenzen der Röntgenuntersuchung bei der Diagnose und Verlaufsbeurteilung lumbaler Bandscheibenschäden. Kölner Dissertation 1960 (im Druck).
Junge, H.: Ursachen und Behandlung von Fehlergebnissen bei lumbalen Bandscheibenoperationen. Arch. klin. Chir. **267,** 473—478 (1951).
— Hinterer Bandscheibenvorfall und Lumbago-Ischias-Syndrom. Ergebn. Chir. Orthop. **36,** 223—360 (1949).
— Zwischenfälle und Gefahren bei periduraler Kontrastdarstellung. Nervenarzt **23,** 345—347 (1952).

Junghanns, H.: Die funktionelle Pathologie der Zwischenwirbelscheiben als Grundlage für klinische Betrachtungen. Arch. klin. Chir. **267,** 393—417 (1951).

— Die Verletzungen der Zwischenwirbelscheiben und ihre Folgen. Mschr. Unfallheilk. **54,** 97—108 (1951).

— Röntgenkunde und Klinik vertebragener Krankheiten. Stuttgart: Hippokrates-Verlag 1956.

— Störungen in der Entwicklung und Leistungsfähigkeit der Wirbelsäule. Stuttgart: Hippokrates-Verlag 1958.

— Wirbelsäule, Schmerz — Trauma — Begutachtung. Stuttgart: Hippokrates-Verlag 1959.

Keegan, J. J.: Neurosurgical interpretations of dermatome hypalgesia with herniation of the lumbar intervertebral disc. J. Bone Jt Surg. **26,** 238—248 (1944).

— Diagnosis of herniation of lumbar intervertebral disks by neurologic signs. J. Amer. Med. Ass. **126,** 868—873 (1944).

— Relations of nerve roots to abnormalities of lumbar and cervical portions of spine. Arch. Surg. (Chicago) **55,** 246—270 (1947).

Kessler, H. H.: Low back pain in industry. New York: Commerce and Industry Ass. Inc. 1955.

Kirstein, L.: An after-examination of operated and non-operated cases with „clinical symptoms of herniated disc". Acta med. scand. **120,** 93—106 (1945).

Kissel, P., A. Beau, J. Midon et G. Arnaould: Sciatique uniradiculaire symptome solitaire d'un schwannome de la cinquième vacine lombaire. Rev. méd. Nancy **74,** 445—448 (1949).

Kissling, K.: Fokale Infektion (Klinik und Bakteriologie). Verhandl. Dtsch. Ges. inn. Med. 437—455 (1939).

Kley, K. H.: Beitrag zur „akuten Spondylose" nach Bandscheibenoperation. Zbl. Chir. **82,** 1540—1543 (1957).

Klöpfer, W.: Zur konservativen Behandlung des lumbalen Bandscheibenvorfalles. Krankengymnastik München **5,** 119—120 (1953).

Knutsson, F.: Sedimentation of oil in myelography and its diagnostic significance. Acta radiol. (Stockh.) **20,** 537—547 (1939).

— Experiences with epidural contrast investigation of lumbo-sacral canal in discprolapses (Perabrodil). Acta radiol. (Stockh.) **22,** 694—703 (1941).

— Volum- und Formvariationen des Wirbelkanals bei Lordosierung bzw. Kyphosierung und ihre Bedeutung für die myelographische Diagnostik. Acta radiol. (Stockh.) **23,** 431—443 (1942).

— The instability associated with disk degeneration in the lumbar spine. Acta radiol. (Stockh.) **25,** 593—609 (1944).

—, and G. Wiberg: On surgically treated herniated intervertebral discs. Acta orthop. scand. **28,** 108—123 (1958).

Köbcke, H.: Zwischenwirbelscheibenschädigungen (Nucleus-Pulposus-Hernien). Kurzes Übersichtsreferat aus dem amerikanischen und englischen Schrifttum. Dtsch. med. Wschr. **71,** 69—71 (1946).

Kowarschik, J.: Physikalische Therapie, 2. Auflage. Wien: Springer 1957.

Krayenbühl, H.: Zur Diagnose und Differentialdiagnose der intervertebralen Diskushernie. Praxis **3,** 1—8 (1942).

— Diagnose und chirurgische Therapie der lumbalen Discushernien. Helv. chir. acta **17,** 234—245 (1950).

— Über lumbale und zervikale Diskushernien. Documenta rheumatologica 1. Basel: Geigy 1953.

— und M. Klingler: Zur Diagnose und Differentialdiagnose der lumbalen Diskushernien Verh. dtsch. Ges. inn. Med. **1949,** 55. Kongreß, München: J. F. Bergmann 1949.

KRISCHEK, J.: Das Problem der Neuritis unter dem besonderen Aspekt des Bandscheibenvorfalles. Bibl. psychiat. neurol (Basel) Suppl. **95** (1955).

KUGELBERG, E., and I. PETERSEN: Muscle weakness and washing in sciatica due to fourth lumbar or lumbosacral disc herniations. J. Neurosurg. **7,** 270—277 (1955).

KUHLENDAHL, H.: Die operative Behandlung der Wurzelkompressionssyndrome. Arch. klin. Chir. **267,** 438—462 (1951).

— Die Grundlagen und die Indikationsstellung zur operativen Behandlung in der Wirbelsäulentherapie. In JUNGHANNS, H.: Röntgenkunde und Klinik vertebragener Krankheiten. Stuttgart: Hippokrates-Verlag 1956.

— Akute Gewalteinwirkungen auf die Wirbelsäule und ihre Folgen. In HEINE, K. H.: Zur funktionellen Pathologie und Therapie der Wirbelsäule. Berlin: Verlag f. praktische Medizin 1957.

— und H. FELTEN: Die chronische Rückenmarkschädigung spinalen Ursprungs. Arch. klin. Chir. **283,** 96—128 (1956).

— und V. HENSELL: Nil nocere! Schäden bei „Wirbelsäulen-Reposition" in Narkose. Münch. med. Wschr. **100,** 1738—1739 (1958).

— und W. KUNERT: Konservative oder operative Ischiasbehandlung? Spätergebnisse der Behandlung. Münch. med. Wschr. **94,** 717—724 (1952).

— — Röntgenologisch-klinische Studien zur Pathologie der Halswirbelsäule. I. Pathologisch-anatomische Bemerkungen und statistische Untersuchungen über die allgemeine Häufigkeit und Lokalisation deformierender Veränderungen im Röntgenbild. Medizinische **1954,** 449—453.

KUHNS, J. G.: Conservative treatment of sciatic pain and low back disability. J. Bone Jt Surg. **23,** 435—443 (1941).

LANE, J. D., and E. S. MOORE: Transperitoneal approach to intervertebral disc in lumbar area. Ann. Surg. **127,** 537—551 (1948).

LANGE, J.: Zur Frage: Ischiastherapie. Schweiz. med. Wschr. **70,** 647—648 (1940).

LANGE, M.: Die Wirbelgelenke. Stuttgart: Ferdinand Enke 1934.

— Diskussion. Verh. Dtsch. Orthop. Ges. **87,** 252 (1956).

LARSEN, E. H., and K. KRISTOFFERSEN: Follow-up of patients submitted to operation for herniation of lumbar intervertebral disc. Acta psychiat. scand. **31,** Suppl. 108, 217—224 (1956).

LASÈGUE, C.: Considérations sur la sciatique. Arch. gén. méd. **4,** 558—580 (1864).

LAUBENTHAL, F.: Ischias und Bandscheibenvorfall. Klin. Wschr. **26,** 111—115 (1948).

— Ischias und Bandscheibenvorfall. Med. Klin. **43,** 299 (1948).

LEADERS, S. A., and M. J. RASSEL: The value of pantopaque myelography in the diagnosis of herniation of the nucleus pulposus in the lumbo-sacral spine. A report of 500 cases. Amer. J. Roentgenol. **69,** 231—241 (1953).

LEAVENS, M. E., and F. K. BRADFORD: Ruptured intervertebral disc. Report of a case with a defect in the anterior anulus fibrosus. J. Neurosurg. **10,** 544—546 (1953).

LEGER, W.: Röntgenologische Bewegungsstudien an der Lendenwirbelsäule. Verh. Dtsch. Orthop. Ges. **87,** 211—215 (1956).

LENHARD, R. E.: End-result study of the intervertebral disc. J. Bone Jt Surg. A **29,** 425—428 (1947).

LENZ, R.: Die total in den Wirbelkanal ausgestoßene Bandscheibe. Diss. Köln: 1956.

LINDAHL, O., and B. REXED: Histologic changes in spinal nerve roots of operated cases of sciatica. Acta orthop. scand. **20,** 215—225 (1951).

LINDBLOM, K.: Eine anatomische Studie über lumbale Zwischenwirbelprotrusionen und Zwischenwirbelscheibenbrüche in die Foramina intervertebralia hinein. Acta radiol. (Stockh.) **22,** 711—721 (1941).

— Protrusions of disks and nerve compression in lumbar region. Acta radiol. (Stockh.) **25,** 195—212 (1944).

LINDBLOM, K.: Lumbar myelography by abrodil. Acta radiol. (Stockh.) **27,** 1—7 (1946).
— Complications of myelography by abrodil. Acta radiol. (Stockh.) **28,** 69—73 (1947).
— The subarachnoid spaces of the rootsheaths in the lumbar region. Acta radiol. (Stockh.) **30,** 419—426 (1948).
— Diagnostic puncture of intervertebral disks in sciatica. Acta orthop. scand. **17,** 231 bis 239 (1948).
— Technique and results in myelography and disc puncture. Acta radiol. (Stockh.) **34,** 321—330 (1950).
— Backache and its relation to ruptures of intervertebral disks. Radiology **57,** 710—718 (1951).
— Discography of dissecting transosseous ruptures of intervertebral discs in lumbar region. Acta radiol. (Stockh.) **36,** 12—16 (1951).
— Technique and results of diagnostic disc puncture and injection (discography) in lumbar region. Acta orthop. scand. **20,** 315—326 (1951).
— Discusrupturen und Lumbago-Ischias. Eine anatomische und röntgenologische Studie. Erg. inn. Med. N.F. **2,** 281—295 (1951).
— Experimental ruptures of intervertebral discs in rats' tails. Preliminary report. J. Bone Jt Surg. A **34,** 123—128 (1952).
—, and G. HULTQVIST: Absorption of protruded disc tissue. J. Bone Jt Surg. A **32,** 557—560 (1950).
—, and B. REXED: Spinal nerve injury in dorsolateral protrusions of lumbar disks. J. Neurosurg. **5,** 413—432 (1948).

LINDEMANN, K.: Die Chiropraktik vom Standpunkt der Orthopädie. Verh. Dtsch. Orthop. Ges. **87,** 223—235 (1956).
— und H. KUHLENDAHL: Die Erkrankungen der Wirbelsäule. Stuttgart: Ferdinand Enke 1953.
— und K. ROSSAK: Anzeige und Gegenanzeige der Reposition bei Lumbago-Ischias-Syndrom und ihre Komplikationen. Z. Orthop. **91,** 333—347 (1959).

LINDGREN, E.: Röntgenologie. In OLIVECRONA, H., u. W. TÖNNIS: Handbuch der Neurochirurgie, Bd. 2, 247—250. Berlin-Göttingen-Heidelberg: Springer 1954.

LINDSCHAU, J.: Liquorbefunde bei Neuritis lumbosacralis. Diss. Hamburg: 1941.

LOEW, F.: Zur Diagnose des lumbalen Bandscheibenvorfalles mittels Kontrastfüllung des Periduralraumes (Peridurographie). Zbl. Neurochir. **9,** 307—309 (1949).

LORTAT-JACOB, L., et col.: Sciatique radiculaire unilatérale. Presse méd. **2,** 633—635 (1904).

LOUYOT, P., J. JEANBLANC, A. GAUCHER et J. MATHIEU: La delta-hydrocortisone par voie rachidienne dans le traitement de la sciatique. Sem. méd. (Paris) **35,** 177—179 (1959).

LOVE, J. G.: Protrusion of intervertebral disc (fibrocartilage) into the spinal canal. Proc. Mayo Clin. **11,** 529—535 (1936).
— Recurrent protrusion of an intervertebral disc. Proc. Mayo Clin. **13,** 404—408 (1938).
— Removal of the protruded intervertebral discs without laminectomy. Proc. Mayo Clin. **14,** 800 (1939); **15,** 3 (1940).
— The disc factor in low-back pain with or without sciatica. J. Bone Jt Surg. **29,** 438 bis 447 (1947).
—, and J. D. CAMP: Root pain resulting from intraspinal protrusion of intervertebral discs: diagnosis and surgical treatment. J. Bone Jt Surg. **19,** 776—804 (1937).
—, and M. N. WALSH: Protruded intervertebral discs; report of 100 cases in which operation was performed. J. Amer. Med. Ass. **111,** 396—400 (1938).
— — Intraspinal protrusion of intervertebral discs. Arch. Surg. (Chicago) **40,** 454—484 (1940).

LUCKNER, H.: Zur konservativen Behandlung des hinteren Bandscheibenprolapses. Med. Klin. **43,** 698—701 (1948).

LUNDSGAARD-HANSEN, P., H. MARKWALDER und A. SENN: Stenose der Beckenarterie und lumbales Bandscheibensyndrom. Schweiz. med. Wschr. **88,** 6—12 (1958).

MACKENZIE, D.: A case of prolapsed intervertebral disk, with ante-mortem and post-mortem findings. Aust. N. Z. Surg. **13,** 219—224 (1947).

MCKCRAIG, W.: The present status of the protruded disk syndrome. III. Congrès Neurologique International, Copenhagen 1939: Einar Munksgaard 1939. S. 752—754.

MAINTZ, G.: Gibt es Schädigungen der Wirbelsäule durch Preßluftwerkzeugarbeit? Mschr. Unfallheilk. Beiheft **44,** 154—162 (1953).

MALMROS, R.: Den lumbale discusprolaps og ligamentaere rodkompression. Diss. Kobenhavn: 1942.

MARBLE, H. C., and W. A. BISHOP: Intervertebral disc injury: analysis from an industrial standpoint. J. Industr. Hyg. **27,** 103—109 (1945).

— — Intervertebral disc. injury. An analysis of one hundred and thirteen industrial cases. J. Industr. Hyg. **31,** 46—50 (1949).

MARGUTH, F.: Das Elektromyogramm (EMG) bei Bandscheibenvorfällen und Osteochondrosen und seine Bedeutung für die Differentialdiagnose. Münch. med. Wschr. **96,** 979—980 (1954).

— H. ORBACH und K. VETTER: Das Elektromyogramm (EMG) in der Diagnostik der spinalen Wurzelkompression. Nervenarzt **26,** 137—139 (1955).

MARINACCI, A. A.: The use of electromyography in the differential diagnosis of lumbar herniated disks. Bull. Los Angeles Neurol. Soc. **23,** 65—71 (1958).

MATTHIASH, H. H.: Arbeitshaltung und Bandscheibenbelastung. Arch. Orthop. Unfall-Chir. **48,** 147—153 (1956).

MAUER, I.: Elevation of the chronaxie of the extensor hallucis longus muscle. An objective sign of nerve root pressure in the low back. Preliminary report. Bull. Hosp Jt Dis. (N. Y.) **18,** 112—115 (1957).

MENDELSOHN, R. A., und A. SOLA: Electromyography in herniated lumbar disks. A. M. A. Arch. Neurol. Psychiat. **79,** 142—145 (1958).

MIDDLETON, G. S., and J. H. TEACHER: Injury of the spinal cord due to rupture of an intervertebral disc during muscular effort. Glasg. Med. J. **76,** 1—6 (1911).

MÜLLER, D.: Über das Lasègue-Symptom vom Gesichtspunkt des Bandscheibenvorfalles. Dtsch. Z. Nervenheilk. **169,** 32—38 (1952).

MIXTER, W. J., and J. S. BARR: Rupture of intervertebral disc with involvement of spinal canal. New. Engl. J. Med. **211,** 210—215 (1934).

— Rupture of the lower lumbar intervertebral disks. III. Congrès Neurologique International, Copenhagen 1939: Einar Munksgaard 1939, S. 751.

MUHEDDIN, KEMAL: Ischias-Skoliose und Ischias. Inaug. Diss. Heidelberg 1931.

MUTSCHLER, H. H.: Die Ischiasskoliose und ihre Behandlung. Z. Orthop. **67,** 105—116 (1937).

NICOLL, E. A.: Fractures of the dorsolumbal spine. J. Bone Jt Surg. B **31,** 376—394 (1949).

— Injuries to back. Brit. Med. J. **1,** 879—880, 928—929 (1953).

NORLÉN, G.: On the value of the neurological symptoms in sciatica for the localisation of a lumbar disc herniation. A contribution to the problem of the surgical treatment of sciatica. Acta chir. scand. **91,** Suppl. 95, 1—96 (1944).

O'CONNELL, J. E. A.: The indications for and results of the excision of lumbar intervertebral disc protrusions: a review of 500 cases. Ann. Roy. Coll. Surg. Engl. **6,** 403—412 (1950).

— Protrusions of the lumbar intervertebral discs. A clinical review based on five hundred cases treated by excision of the protrusion. J. Bone Jt Surg. B **33,** 8—30 (1951).

ODELL, R. T., R. H. RAMSEY and J. A. KEY: Results after operative removel of intervertebral discs. Sth. Med. J. **43,** 759—765 (1950).

OPPENHEIM, H., und F. KRAUSE: Über Einklemmung bzw. Strangulation der Cauda equina. Dtsch. med. Wschr. **35,** 697—700 (1909).

OTT, H., und H. J. NETOLITZKY: Gefahren der Novocainallergie. Dtsch. med. Wschr. **79,** 1287—1291 (1954).

— — Novocaingefahren durch Novocainallergie. Verh. Dtsch. Ges. inn. Med. **60,** 729 bis 733 (1954).

PAESSLER: Über Herdinfektion, klinische Grundlagen und Probleme. Kongr.-Zbl. ges. inn. Med. **42,** 381—408 (1930).

PÄSSLER, H. W.: Die Komplikationen der Chirurgie des Sympathikus bei peripheren Durchblutungsstörungen. Zbl. Chir. **80,** 1—16 (1955).

— Diskussion. Verh. Dtsch. Orthop. Ges. **87,** 254—255 (1956).

— Verhütung von Durchblutungsstörungen nach Verletzungen. Sportmedizin **7,** 153 bis 160 (1956).

— Die Chirurgie der Durchblutungsstörungen. Zbl. Chir. **83,** 356—381 (1958).

—, und H. BERGHAUS: Begutachtung peripherer Durchblutungsstörungen. Stuttgart: Georg Thieme 1958.

PALLIE, W.: The intersegmental anastomoses of posterior spinal rootlets and their significance. J. Neurosurg. **16,** 188—196 (1959).

PANTER, K.: Über Komplikationen und Gefahren bei der Abrodil-Myelographie. Dtsch. med. Wschr. **78,** 937—941 (1953).

PAPERNITZKI, A.: Die konservative Therapie der Bandscheibenschäden. Inaug. Diss. Zürich: 1953.

PARSONS, W. B., and I. D. CUMMING: Mechanical traction in lumbar disc syndrome. Canad. Med. Ass. J. **77,** 7—11 (1957).

PENDL, F.: Die präsakrale Injektion bei der Ischias. Zbl. Chir. **61,** 2149—2144 (1934).

PENNYBACKER, J. B.: Die chirurgische Behandlung der Ischias. Arch. klin. Chir. **267,** 463 bis 468 (1951).

— The treatment of traumatic paraplegia. J. Bone Jt Surg. B **35,** 517—518 (1953).

PEPER, W.: Technik der Chiropraktik. 2. Auflage. Saulgau: Haug 1953.

PETTE, H.: Die akut entzündlichen Erkrankungen des Nervensystems (Viruskrankheiten, Entmarkungsenzephalomyelitiden, Neuritiden). Leipzig: Georg Thieme 1942.

—, und P. E. BECKER: Zur Symptomatologie und Pathogenese der Neuritis lumbosacralis. Dtsch. Z. Nervenheilk. **147,** 1—25 (1938).

PIA, H. W.: Zur Differentialdiagnose der Ischias und Indikation zur operativen Behandlung. Dtsch. med. Wschr. **84,** 101—106 (1959).

POPPEN, J. L.: The herniated intervertebral disk. An analysis of 400 verified cases. New England J. Med. **232,** 211—218 (1945).

QUECKENSTEDT: Über Veränderungen der Spinalflüssigkeit bei Erkrankungen peripherer Nerven, insbesondere bei Polyneuritis und bei Ischias. Dtsch. Zschr. Nervenheilk. **55,** 325—333 (1916); **57,** 316—320 (1917).

RAAF, J., and G. BERGLUND: Results of operation for lumbar protruded intervertebral disc. J. Neurosurg. **6,** 160—168 (1949).

RATHKE, F. W., und W. HEIPERTZ: Ergebnisse konservativer und operativer Behandlung bei lumbalem Bandscheibensyndrom. Z. Orthop. **87,** 575—604 (1956).

REINHARDT, K., und K. PANTER: Myelographie und Ischias. Eine neuroröntgenologische Studie. Saarbrücken: West-Ost-Verlag 1955.

REISCHAUER, F.: Untersuchungen über den lumbalen und cervikalen Bandscheibenvorfall. Stuttgart: Georg Thieme 1949.

— Bandscheibenvorfall oder ossale Zwischenwirbellochstenose (DUUS). Biopsie contra Nekropsie. Beitr. klin. Chir. **181,** 369—387 (1950).

Reischauer, F.: Lumbago, Ischialgie und Brachialgie in ihrer Beziehung zur Bandscheibe. Langenbecks Arch. klin. Chir. **267,** 418—437 (1951).

— Über die Begutachtung der Wirbelbandscheibenschäden. Mschr. Unfallheilk. Beiheft **42,** 7—35 (1951).

— Wirbelsäulen- und Bandscheibenschäden. Röntgenbild und Wirklichkeit in der Therapie. Therapiew. **8,** 130—139 (1957/58).

— Über die postischialgische Durchblutungsstörung des Beines. Ein typisches Bandscheibensymptom der Spinalwurzel L 5. Med. Klin. **53,** 579—584 (1958).

Richter, E.: Erfahrungen mit dem Perl'schen Gerät bei der konservativen Behandlung von lumbalen Bandscheibenschäden. Krankengymnastik **5,** 178—179 (1953).

Riemenschneider, P. A., and A. Ecker: Sciatica caused by tumoral calcinosis. A case report. J. Neurosurg. **9,** 304—307 (1952).

Robertson, R. C. L., and W. G. Peacher: Herniation of Nucleus pulposus; refinement in operative technique. Surgery **18,** 768—772 (1945).

Röttgen, P.: Erfahrungen bei Bandscheibenoperationen. Arch. klin. Chir. **267,** 138—141 (1951).

Romberg, M. H.: Lehrbuch der Nervenkrankheiten. Berlin: A. Duncker 1851.

Rosenow, E.: Herdinfektion und elektive Lokalisation. Kongr.-Zbl. ges. inn. Med. **42,** 408—438 (1930).

Ross, P., and F. Jelsma: Postoperative analysis of 366 consecutive cases of herniated lumbar discs. Amer. J. Surg. **84,** 657—662 (1952).

Rothenspieler, H.: Anamnestische und klinische Studien an 370 Ischiaskranken unter besonderer Berücksichtigung der mit Nerveninjektion und Nervdehnung behandelten Fälle. Münch. med. Wschr. **86,** 1071—1074 (1939).

Røvig, G.: Rupture of lumbar discs with intraspinal protrusion of the nucleus pulposus. Acta chir. scand., Suppl. 144 (1949).

Säker, G.: Die Periduralanästhesie als Therapie beim Ischiassyndrom. Nervenarzt **18,** 323—328 (1947).

Schachtschneider, H.: Der hintere Bandscheibenprolaps in seinen klinischen Auswirkungen. Fortschr. Röntgenstr. **54,** 107—129 (1936).

Schade, H.: Untersuchungen in der Erkältungsfrage. Münch. med. Wschr. **66,** 1021 bis 1026 (1919).

— Untersuchungen in der Erkältungsfrage. III. Über den Rheumatismus, insbesondere den Muskelrheumatismus (Myogelose). Münch. med. Wschr. **68,** 95—99 (1921).

— Beiträge zur Umgrenzung und Klärung einer Lehre von der Erkältung. Z. ges. exp. Med. **7,** 275—374 (1949).

Schanz, A.: Praktische Orthopädie. Berlin: Springer 1928.

Scheidt, R.: Über das Schicksal aufgerichteter Wirbelfrakturen. Mschr. Unfallheilk. **53,** 140—148 (1950).

Scheiffarth, F., und A. Bulitta: Die Kontrastdarstellung des Periduralraumes mit Perabrodil in der Diagnostik des Bandscheibenvorfalls. Ärztl. Wschr. **14,** 318—322 (1951).

Schlegel, K. F.: „Neurologische Komplikationen bei Mißbildungen, Erkrankungen und Verletzungen der Wirbelsäule." In: Hohmann, G., M. Hackenbroch u. K. Lindemann: Handbuch der Orthopädie Bd. 2, 802ff. Stuttgart: Georg Thieme 1958.

Schlenzka, W.: Gegenindikationen der chiropraktischen Behandlung. Dtsch. med. Wschr. **81,** 1803—1808 (1956).

Schliack, H.: Die für die Höhendiagnostik lumbaler Bandscheibenhernien pathognomonischen Ausfälle der Muskulatur. Dtsch. med. Wschr. **82,** 1820—1823 (1957).

— Die klinischen Syndrome der Spinalnerven. Ein Beitrag zum Metamerieproblem des Menschen. Habil.-Schrift Freie Univ. Berlin: 1959.

Schöler, G.: Die Behandlung der Herniation des Nucleus pulposus mittels Gipsmieder in ventralem Durchhang. Wien. klin. Wschr. **63,** 421—422 (1951).

SCHRADER, E. A.: Die Bedeutung des Bandscheibenprolapses für die Manifestation von arteriellen Durchblutungsstörungen. Dtsch. Z. Nervenheilk, 160, 400—412 (1949).

SCHULTE: Zur konservativen Behandlung des lumbalen Bandscheibenschadens, insbesondere mit der Pendlschen und Heileschen Methode. Verh. Dtsch. Orthop. Ges. **41**, 122—127 (1954).

SCHULTZ, E. C.: Postoperative bone changes following lumbar disc removel. J. Neurosurg. **15**, 537—547 (1958).

SELL: Brauchbarkeit und Wert der manuellen Wirbelsäulentherapie. Verh. Dtsch. Orthop. Ges. **87**, 235—237 (1956).

SENNING, A., u. O. SJÖQVIST: Senresultaten wid dis bråk. En efterundersökning av 400 operade fall. Nord. Med. **34**, 1128—1130 (1947).

SERG: Erfahrungen mit der Chiropraktik an der orthopädischen Klinik Würzburg. Verh. Dtsch. Orthop. Ges. **87**, 242—244 (1956).

SEVERIN, E.: Degeneration of the intervertebral disks in the lumbar region. Acta chir. scand. **89**, Suppl. 79—82, 353—378 (1943).

DE SÉZE, S., et J. LEVERNIEUX: Les hernies discales réductibles. Une contribution au problème des sciatique dite "non discales". Bull. mem. Soc. méd. Hôp. Paris **64**, 441 bis 444 (1948).

— — La disco-radiculographie avec retrait du liquide opaque. Sem. Hôp. Paris **24**, 1451—1458 (1948).

— — Réflexions sur la disco-radiculographie. J. Radiol. Électrol. **31**, 448—449 (1950).

— — L'injection directe du nucleus pulposus par voie paravertébrale. Sem. Hôp. Paris **27**, 1230—1231 (1951).

— — Les accidents de la discographie. Rev. Rhumat. **19**, 1027—1042 (1952).

—, et P. MERLE: L'âge de la sciatique. Age comparé des sciatiques L 5 et des sciatiques S 1 (Données statistiques). Sem. Hôp. Paris **25**, 3579—3580 (1949).

—, et J. WELFLING: Interprétation et intérèt du signe de Lasègue dans les sciatiques par hernie discale avec attitude antalgique latérale. Sem. Hôp. Paris **33**, 1013—1022 (1957).

SHINNERS, B. M., and W. B. HAMBY: The results of surgical removel of protruded lumbar intervertebral discs. J. Neurosurg. **1**, 117—122 (1944).

— — Protruded lumbar intervertebral discs. Results following surgical and nonsurgical therapy. J. Neurosurg. **6**, 450—457 (1949).

SICARD, J. A.: Névrodocites et funiculites vertébrales. Presse méd. **26**, 9—11 (1918).

—, et A. LECA: La place de la radicotomie dans le traitement chirurgicale des sciatiques. Presse méd. **62**, 1737—1739 (1954).

SLAUCK, A.: Zur Frage der Tonsillektomie. Verhandl. Dtsch. Ges. inn. Med. 487—494 (1939).

SMITH DE FOREST, A.: The surgical treatment of low back pain. Surgery **4**, 13—20 (1948).

SPADEA, S., and H. HAMLIN: Interspinous fusion for treatment of herniated intervertebral discs utilizing lumbar spinous process as bone graft. Ann. Surg. **136**, 982—986 (1952).

SPURLING, R. G., and E. G. GRANTHAM: The end-results of surgery for ruptured lumbar intervertebral discs. A follow-up study of 327 cases. J. Neurosurg. **6**, 57—64 (1949).

— — Ruptured intervertebral disc in the lower lumbar regions. Amer. J. Surg. **75**, 140—158 (1958).

STARÝ, O.: The pathogenesis of discogenic disease. Rev. Czech. Med. **2**, 1—16 (1956).

— Někteté otázky patogenesy diskogenní nemoci. Praha: Státní Zoravotnické Nakladatelství 1959.

STEINKE, C. R.: Spinal tumors: Statistics on a series of 330 collected cases. J. Nerv. Ment. Dis. **47**, 418—426 (1918).

STENDER, A.: Präsakrale und prävertebrale Novocainüberflutung (PENDL) als differentialdiagnostisches Mittel bei Ischias bzw. bei Ischialgie beim kompletten Bandscheibenprolaps. Arch. klin. Chir. **267,** 151—152 (1951).

— Treatment of sciatica (including that caused from herniated discs) by presacral injection of novocaine. J. Neuropath. Exp. Neurol. **1,** 301—308 (1951).

STERN, W. E., and P. H. CRANDALL: Inflammatory intervertebral disc disease as a complication of the operative treatment of lumbar herniations. J. Neurosurg. **16,** 261—276 (1959).

STIMPFL, A.: Die Operation des lumbalen, lateralen Nucleus-pulposus-Prolapses unter besonderer Berücksichtigung der interlaminären Fensterung nach LOVE. Chirurg **20,** 397—405 (1949).

STINCHFIELD, F. E., and W. A. SINTON: Criteria for spine fusion with use of "H" bone graft following disc removal; results in 100 cases. A. M. A. Arch. Surg. **65,** 542—550 (1952).

STOOKEY, B.: Compression of spinal cord due to ventral extradural chondromas; diagnosis and surgical treatment. Arch. Neurol. Psychiatr. **20,** 275—291 (1928).

STRACKER: Diskussionsbemerkung. Verh. Dtsch. Orthop. Ges. **41,** 158—159 (1954).

SUILLVAN, C. R., W. H. BICKEL and H. J. SVIEN: Infections of vertebral interspaces after operations on intervertebral disks. J. Amer. Med. Ass. **166,** 1973—1979 (1958).

TANERI, Z., und W. UMBACH: Ergebnisse operativ oder konservativ behandelter lumbaler Bandscheibenschäden unter besonderer Berücksichtigung motorischer Ausfälle. Arch. Psychiatr. **198,** 181—197 (1958).

TENEFF, S.: Sul trattamento della lombo-sciatalgia con infiltraziona. Anestetiche periarticolari delle articolazioni interapofisarie. Rev. Rhumat. **16,** 259—262 (1949).

THOMAS, A.: Appliances for the spine and trunk. In: Orthopaedic appliances atlas, Vol. I, 179ff. Ann Arbor (Mich.): J. W. Edwards 1952.

TITRUD, L. A.: Chordotomy for the relief of pain persisting after operations on the intervertebral discs. J. Int. Coll. Surg. **28,** 30—36 (1957).

TIWISINA, T.: Kontrastdarstellung des Periduralraumes mit Perabrodil zum Nachweis des hinteren Bandscheibenvorfalles (Peridurographie). Chirurg **22,** 247—250 (1951).

TÖNDURY, G.: Entwicklungsgeschichte und Fehlbildungen der Wirbelsäule. Stuttgart: Hippokrates 1958.

TÖNNIS, W.: Bandscheibenvorfälle, ihre Entstehung, operative Behandlung und Prognose. Vortrag gehalten im Wiesbadener Ärzteverein 1953 (nicht veröffentlicht).

— W. KLUG u. H. LINZ: Differentialdiagnose zwischen medialem Nucleus pulposus-Prolaps und Caudatumor. Zbl. Neurochir. **11,** 199—211 (1951).

TOLOSA, E., et L. ECTORS: Hernie discale libre luxée à la face postérieure du cul-de-sac dural. Syndrome de la queue de cheval. Acta neurol. belg. **53,** 431—437 (1953).

UNANDER-SCHARIN, L.: The results of lumbar fusion in disc degeneration. Acta orthop. scand. **18,** 125—131 (1948).

— On low-back pain. Acta orthop. scand. Suppl. **5** (1950).

DE VALLAFANE LASTRA, T., and J. F. GRIGGS: Brucellosis as a cause of herniated disk and spondylitis. Industr. Med. Surg. **26,** 122—129 (1957).

VALLEIX, F. L. I.: Traité des névralgies ou affections douloureuses des nerfs. Paris: J. B. Baillière 1841.

VEIL, W. H.: Über die odontogene fokale Infektion in ihrer Bedeutung für die Medizin. Verhandl. Dtsch. Ges. inn. Med. 525—533 (1939).

Verband Deutscher Krankenversicherungsträger: Die medizinische Begutachtung in der Rentenversicherung der Arbeiter und in der Rentenversicherung der Angestellten. 2. unveränderte Auflage 1959.

VERBIEST, H.: Primaire stenose van het lumbale wervelkanaal bij volwassenen; een nieuw ziektebeeld. Ned. T. Geneesk. **94,** 2415—2433 (1950).

— Nadere mededelingen over de primaire stenose van het lumbale wervelkanaal bij volwassenen. Ned. T. Geneesk. **95,** 1965—1970 (1951).

— Unusual forms of compression of the caude equina. Report of two cases of lumbosacral extradural cysts and of one case of "Knotting" of a caudal nerve root. Meeting of the luso-spanish society and the british society of neurological surgeons 26. 4. 51 Madrid. Valencia: 1953.

— A radicular syndrome from developmental narrowing of the lumbar vertebral canal. J. Bone Jt Surg. B **36,** 230—237 (1954).

— Further experiences on the pathological influence of a developmental narrowness of the bony lumbal vertebral canal. J. Bone Jt Surg. B **37,** 576—583 (1955).

WALTER, F. K.: Studien über den Liquor cerebrospinalis. Mschr. Psychiat. Neurol. **28,** 80—146 (1910).

— Zur Frage der Lokalisation der Polyneuritis. Zbl. Nervenheilk. **44,** 150—178 (1919).

WARIS, W.: Lumbar disc herniation. Clinical studies and late results of 374 cases of sciatica operated on the diagnoses or susciption of lumbar disc herniation. Acta chir. scand. Suppl. **140,** 1—134 (1949).

WARTENBERG, R.: Neuritis, sensible Neuritis, Neuralgie. Stuttgart: Georg Thieme 1959.

WEBER, E.: Zur konservativen Behandlung des lumbalen Bandscheibenvorfalls. Krankengymnastik, München **4,** 165—167 (1952); **5,** 177 (1953).

WEBER, G.: Über lumbale Diskushernien. Rheumaforsch. **9,** 223—255 (1950).

— Konservative oder chirurgische Ischiasbehandlung. Praxis **39,** 483—490 (1950).

WEBER, H. H.: Röntgendiagnostik des lumbalen Bandscheibenrisses und seiner Folgen. Radiol. clin. Suppl. ad Vol. **26** (1957).

WEDDELL, G., B. FEINSTEIN and R. E. PATTLE: Electrical activity of voluntary muscle in man under normal and pathological conditions. Brain **67,** 178—257 (1944).

WEISS, J., und F. BRUSSATIS: Die Behandlung lumbaler Diskushernien im ventralen Durchhang. Arch. orthop. Unfallchir. **47,** 612—630 (1955).

WELLAUER, J.: Dorsaldislokation von Wirbelkörpern und Diskushernien in der Lendenregion. Dtsch. med. Wschr. **84,** 381—382 (1959).

WERTHEIM-SALOMONSON, I. K. A.: Neuralgie und Myalgie. In: LEWANDOWSKY: Handbuch der Neurologie 2, 1—50. Berlin: Springer 1911.

WIGAND, R.: Perineurale Injektion des Plexus sacralis im Spatium retrorectale bei Ischias (präsakrale Injektion). Dtsch. med. Wschr. **58,** 890—891 (1932).

WILD, H.: Iatrogene Schäden des Nervensystems. In: G. BODECHTEL: Differentialdiagnose neurologischer Krankheitsbilder, 710—719. Stuttgart: Georg Thieme 1958.

WILTBERGER, B. R.: The Dowel intervertebral-body-fusion as used in lumbar disc surgery. J. Bone Jt Surg. A **39,** 284—292 (1957).

WITT, A. N.: Praktische Erfahrungen mit der Nucleographie (vorläufiger Bericht). Z. Orthop. **30,** 57—71 (1950).

— Kritische Stellungnahme zur konservativen Therapie des Bandscheibenvorfalles. Verh. Dtsch. Orthop. Ges. **41,** 112—115 (1954).

YOUNG, R. H.: Protrusion of intervertebral discs. Proc. Roy. Soc. Med. **40,** 233—236 (1947).

ZANDER, E., und F. BRUSSATIS: Zur Symptomatologie der Diskushernie der 3. Lendenbandscheibe. Acta neurochir. (Wien) **3,** 64—92 (1952).

ZÜLCH, K. J.: Zur Entstehung und Behandlung der Symptome bei der osteochondrotischen Erkrankung der Hals- und Lendenwirbelsäule. Medizinische **1954,** 536—540.

ZUELZER, W. A.: Zur Diagnose und Behandlung von Kreuzschmerzen mit Betonung der Zwischenwirbelscheibenveränderungen als ätiologischer Faktor. Dtsch. med. Wschr. **74,** 1303—1306 (1949).

ZUKSCHWERDT, L.: Probleme der Chiropraktik. Neuralmedizin **1**, 10—18 (1953).

— Wirbelblockierung und Trauma unter besonderer Berücksichtigung prädispositioneller Momente. In: H. JUNGHANNS: Wirbelsäule, Schmerz — Trauma — Begutachtung. Stuttgart: Hippokrates 1959.

— E. EMMINGER, F. BIEDERMANN und H. ZETTEL: Wirbelgelenk und Bandscheibe. Stuttgart: Hippokrates 1955.

Sachverzeichnis